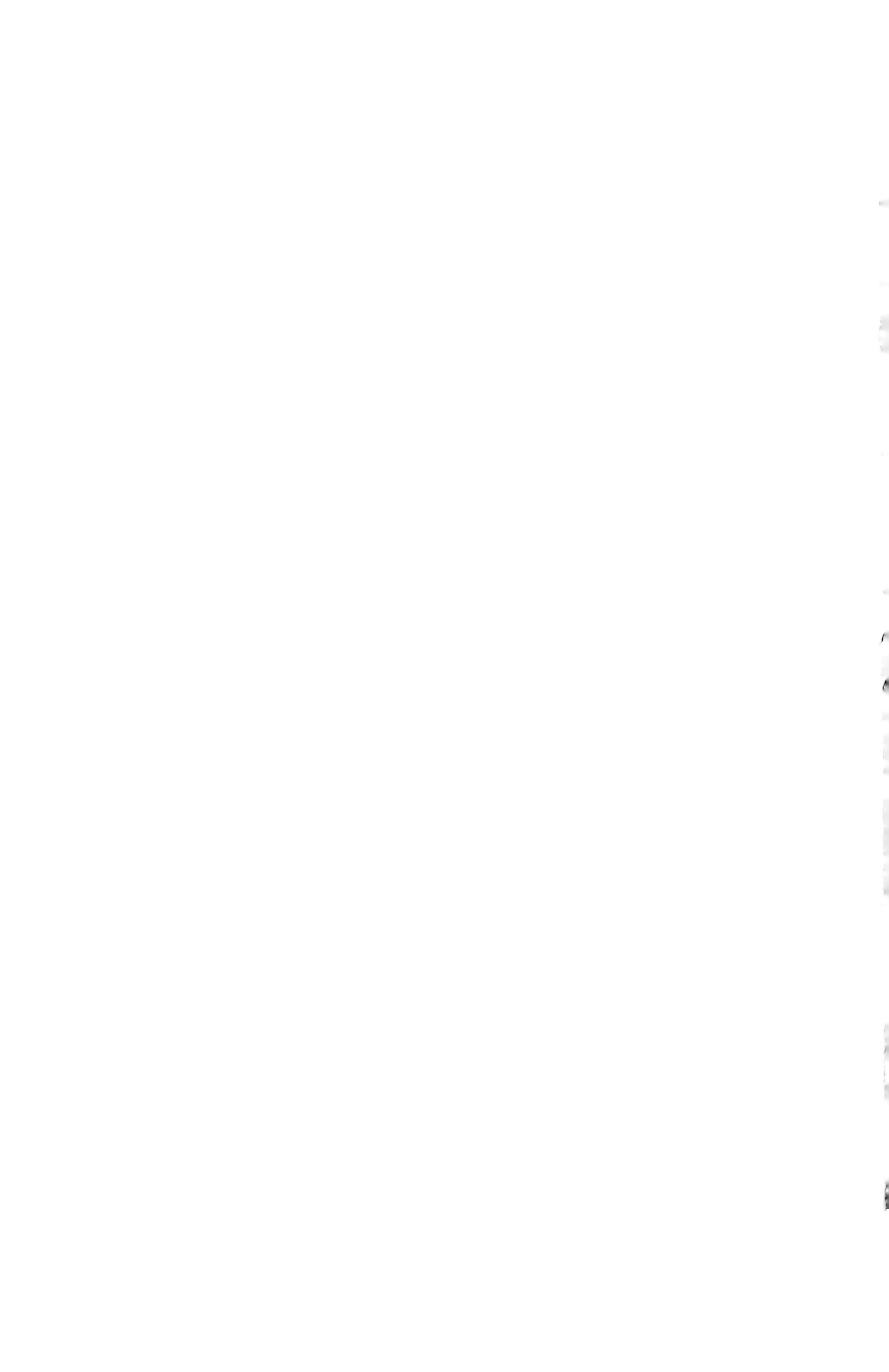

Praxisbuch der Mikroimmuntherapie

Diagnostik und Einsatz bei den häufigsten Erkrankungen und Erregern

Corinne I. Heitz

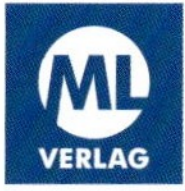

Wichtiger Hinweis: Die in diesem Buch gemachten Aussagen zu Methoden, Risiken usw. wurden von der Autorin sorgfältig erarbeitet und geprüft. Dennoch erfolgen alle Angaben ohne Gewähr. Weder der Autor noch der Verlag können für eventuelle Nachteile und Schäden eine Haftung übernehmen, die aus den im Buch gemachten Hinweisen resultieren. Die in diesem Buch enthaltenen Ratschläge können und sollen keine fachliche Beratung durch Arzt oder Heilpraktiker ersetzen.

Gender-Hinweis: Aus Gründen der besseren Lesbarkeit wird auf eine geschlechtsspezifische Differenzierung verzichtet. Entsprechende Begriffe gelten im Sinne der Gleichbehandlung grundsätzlich für alle Geschlechter. Die verkürzte Sprachform beinhaltet keine Wertung.

1. Auflage 2023

Druck: Generál Nyomda Kft., H-6727 Szeged

Titelbild: Gerhard Seybert, bluebay2014, peterschreiber.media – stock.adobe.com; Corinne I. Heitz

www.ml-buchverlag.de

ISBN (Buch): 978-3-96474-243-8
ISBN (E-Book/PDF): 978-3-96474-244-5

Inhaltsverzeichnis

Mit der Standardserolgie werden die meisten möglichen Erreger, die an autoimmunen Erkrankungen beteiligt sind, erfasst. EBV ist eigentlich bei jedem autoimmunen Prozess reaktiviert oder ursächlich, deshalb wird im folgenden Text nicht immer auf die Eventualität einer Beteiligung von EBV hingewiesen

Im Folgenden werden oben genannte Untersuchungen „Standardserologie" und „Immunstatus" genannt und nicht im Einzelnen erneut erklärt.

Diese Standarddiagnostik muss zwingend in einem der Referenzlabore (s. S. 282) durchgeführt werden, ansonsten erhält man nicht die, für die Therapie benötigten Resultate.

Weitere diagnostische Massnahmen und benötigte Werte werden in den einzelnen Kapiteln erwähnt.

Kenntnisse der Darmdiagnostik oder Mineralstoff- und Vitaminanalysen werden in diesem Buch vorausgesetzt. Für eine ganzheitliche Abklärung reichen die mikroimmuntherapeutisch Analysen nicht immer aus.

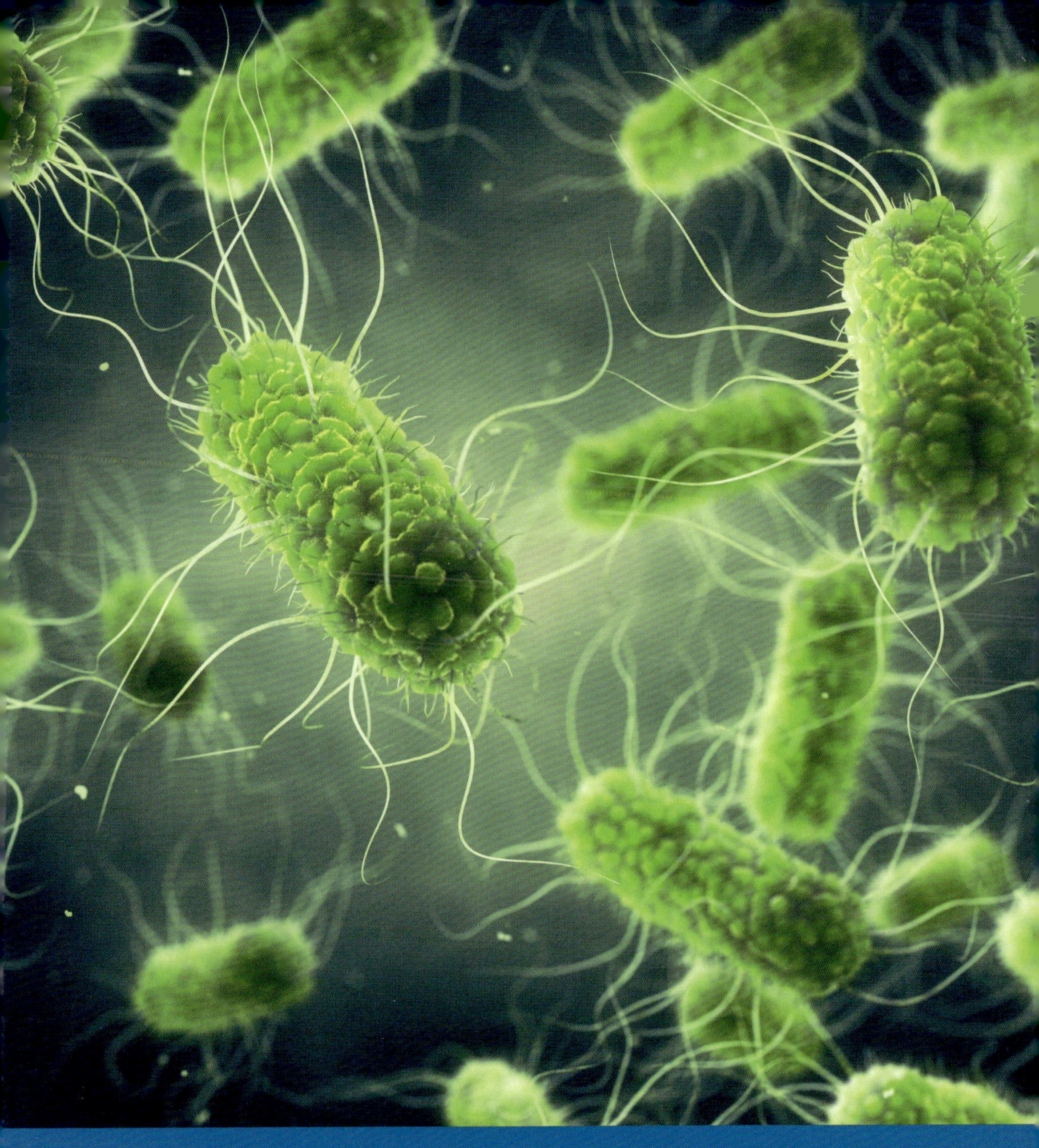

Teil 1
Erreger

Es gibt fast unendlich viele Erreger. Hier besprochen werden vor allem jene Erreger, die nicht nur eine primäre Krankheit, sondern auch ursächlich zu einer sekundären, z. B. autoimmunen Erkrankung, führen können. Es werden vor allem jene Erreger besprochen, welche im zweiten Teil des Buches „Krankheiten" erwähnt werden.

Der erste Teil soll es dem Therapeuten ermöglichen, einen Querverweis von Erreger zu Krankheit zu finden.

Bakterien

Bakterien sind mikroskopisch kleine einzellige Organismen. Sie sind der Ursprung allen Lebens und waren die ersten Lebewesen der Erde. Es gibt unzählige verschiedene Bakterienarten, sie sind überall vorhanden. Man findet sie in Luft, Wasser, und im Boden, im Innersten der Erdkruste und selbst an unwirtlichen Orten, heißen Quellen und im Polareis.

Bakterien gehören zu uns, sie leben auf und in unserem Körper. Sie bilden eine Schutzschicht (Mikrobiom) auf der Haut und auf den Schleimhäuten. Vor allem die Bakterien im Darm sorgen für unsere Gesundheit. „Gute" Bakterien sorgen dafür, dass „schlechte" Bakterien sich nicht ausbreiten können. Gerät das Mikrobiom aus dem Gleichgewicht (Dysbiose) kann dies zu Krankheiten führen

Bekannt sind über 5.000 Bakterienarten. Wahrscheinlich sind es jedoch viel mehr, man vermutet, dass es Hunderttausende verschiedener Arten von Bakterien auf der Welt gibt.

Die Keime lassen sich nach verschiedenen Kriterien einteilen; die häufigsten sind:

Einteilung nach der Färbung

Die gängigste Färbemethode zur Identifizierung von Bakterien nennt sich Gram-Färbung. Demnach unterscheidet man

- grampositive Bakterien: Sie färben sich nach Zusatz einer bestimmten chemischen Substanz blau. Beispiele dafür sind die Diphtherie- und Milzbrand-Erreger, Pneumokokken sowie Streptokokken.
- gramnegative Bakterien: Sie nehmen bei der Gramfärbung eine rote Farbe an (dsiehe Auflistung weiter unten). Gramnegative Bakterien können schwere Infektionen auslösen, so beispielsweise Lungenentzündungen (Pneumonie), Peritonitis (eine Entzündung des Bauchfells), Harnwegsinfekte, Sepsis, wund- und postoperative Infektionen sowie Meningitis (Hirnhautentzündung).

Einteilung nach der Form

- kugelige Bakterien: Diese rundlichen Bakterien werden auch Kokken genannt. Sie lagern sich oft in typischer Weise zusammen, also in Doppel-, Vierer- oder Achtergruppen, in größeren Haufen (Staphylokokken) oder als mehr oder weniger lange Ketten (Streptokokken).

- stäbchenförmige Bakterien: Die Stäbchenbakterien kommen eher einzeln vor (Typhusbakterien) oder in loser Gruppierung (Diphtheriebakterien). Stäbchenbakterien, die Sauerstoff zum Leben brauchen (aerob) und Sporen bilden können, werden auch Bazillen genannt (z. B. Milzbrandbakterien).
- schraubenförmige Bakterien: Nach ihrer genauen Erscheinungsform werden diese Bakterien in vier Gruppen eingeteilt – Spirillen oder Spirochäten (z. B. der Erreger des Rattenbissfiebers), Borrelien (z. B. Borreliose-Erreger), Treponemen (z. B. Syphilis-Bakterien) und Leptospiren (z. B. Erreger der Leptospirose).

Einteilung nach Verhältnis zum Sauerstoff

- Obligat aerobe Bakterien brauchen unbedingt Sauerstoff zur Energiegewinnung und um zu überleben.
- Obligat anaerobe Bakterien sind das genaue Gegenteil der obligaten Aerobieren: In Anwesenheit von Sauerstoff können sie nicht wachsen und gedeihen – schon geringe Spuren von Sauerstoff können diese Bakterien in kurzer Zeit abtöten.
- Fakultativ anaerobe Bakterien sind, was Sauerstoff betrifft, tolerant: Sie können sowohl mit als auch ohne Sauerstoff wachsen. Wenn Sauerstoff vorhanden ist, gewinnen sie die benötigte Energie über die „normale" (aerobe) Zellatmung.

Weitere Einteilungen

- nach Begeißelung
- nach Verkapselung
- nach Sporenbildung
- nach Temperaturbedürfnis

Pathogene Bakterien

Für uns Therapeuten sind nur jene Bakterien von Interesse, welche ursächlich Krankheiten auslösen oder an solchen beteiligt sind.

Es gibt tatsächlich nur wenige Bakterien, die pathogen sind. Sie werden unterteilt in:

- fakultativ pathogene Bakterien: Diese Bakterien rufen nur unter bestimmten Umständen eine Krankheit hervorrufen, etwa wenn das Abwehrsystem geschwächt ist.
- obligat pathogene Bakterien: In ausreichender Menge rufen sie immer eine Krankheit hervor, beispielsweise Salmonellen.

Es können auch „gesunde" Bakterien krank machen, die natürlicherweise im Körper vorkommen – wenn sie sich infolge eines geschwächten Immunsystems übermäßig ausbreiten oder an falsche „Orte" im Körper gelangen (z. B. Darmbakterien, die durch falsche Toilettenhygiene in die Harnröhre oder Scheide geraten); sie zählen somit ebenso zu den fakultativ pathogenen Bakterien.

Endotoxine

Gramnegative Bakterien produzieren Endotoxine, diese sind Bestandteile von Liposacchariden (LPS) der äußeren Zellmembran der Bakterien. Auch beim Absterben dieser Bakterien werden sie freigesetzt. Eine heftige entzündliche Reaktion durch Endotoxine nach Gabe von Antibiotika wird Herxheimer-Reaktion genannt. Diese muss therapeutisch abgefangen werden.

Endotoxine spielen – durch die Einleitung entzündlicher Prozesse – für die Entwicklung einer Erkrankung bei Infektionskrankheiten eine verstärkende Rolle und gelten daher als wichtige Krankheitsfaktoren. Endotoxine sind ein fester Bestandteil der Bakterienzelle selbst.

Der toxisch wirksame Bestandteil des Endotoxins ist das Lipid A. Es reagiert mit dem Immunsystem, hauptsächlich mit den Makrophagen (extrazelluläre Immunantwort).

Lipid A bindet dabei zunächst an CD14. Der CD14-Rezeptor („CD" von Cluster of differentiation) ist ein Oberflächenprotein, das vor allem auf Monozyten und Makrophagen zu finden ist. Es dient vor allem in Zusammenspiel mit dem humanen Tolllike-Rezeptor als Zielmolekül für das Endotoxin Lipopolysaccharid von gramnegativen Bakterien. Betroffene Zellen sezernieren sodann Entzündungszytokine (IL-1, IL-6, IL-12, TNF-α).

Lipid A verändert auch die Adhäsion in den Blutgefäßen und die Blutgerinnung, es kann zu einer Erweiterung der Blutgefäße führen. Das erklärt, weshalb gewisse Erreger zu einer Vaskulitis (S. 227) führen können.

Vereinfacht gesagt, bewirkt das Endotoxin ein Ungleichgewicht in Entzündung, Gerinnung und Lyse.

Die Folgen können gravierend sein:

- Entzündung
  - durch die Einwirkung von Zytokinen
  - durch Aktivierung des Komplementsystems
- Organversagen
  - durch Störungen der Mikrozirkulation bei Thrombusbildung
  - durch Schock infolge der Vasodilatation
- Verbrauchskoagulopathie
  - durch Aktivierung von Blutgerinnung und Fibrinolyse

Im Folgenden werden die wichtigsten gramnegativen Bakterien aufgelistet und beschrieben; sie erfordern besondere diagnostische Aufmerksamkeit und Therapie.

Gramnegative Bakterien

Bordetella pertussis

Der Erreger des Keuchhustens bildet Exotoxine, welche die Aktivität von Phagozyten reduzieren. Sie fördern eine Lymphozytose, zu einer erhöhten Insulinproduktion und verstärken die Empfindlichkeit gegenüber Histamin.

Diagnostik
Nachweis durch Anzucht auf Nährboden und Antikörper im Serum

Therapie
Die Therapie kann in unseren Praxen nur eine begleitende sein. Meist kommt es zu Antibiotikabehandlungen. Im Vordergrund liegt die Wiederherstellung des gesunden Mikrobioms, Aufbau der Mucosa plus eine Erreger-Nosode sind sicherlich unterstützend, zusätzlich eventuell BACTERIOREG (BIGmed).

Diagnostik

Anzucht aus Mundschleimhaut-Abstrich. Fusobakterien können im Stuhl nachgewiesen werden, sie gehören nicht zur normalen Darmflora.

Ein Nachweis von TMO/TMAO im Urin kann ein Hinweis auf Fusobakterien sein. TMA/TMAO fördern proinflammatorische Zytokine Interferone-α -β -γ, TNF-α, IL-6 und mehr.

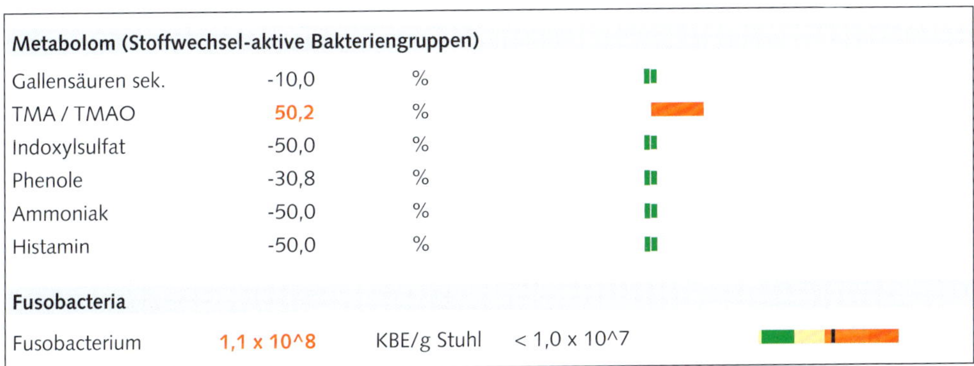

Metabolom (Stoffwechsel-aktive Bakteriengruppen)			
Gallensäuren sek.	-10,0	%	
TMA / TMAO	50,2	%	
Indoxylsulfat	-50,0	%	
Phenole	-30,8	%	
Ammoniak	-50,0	%	
Histamin	-50,0	%	
Fusobacteria			
Fusobacterium	1,1 x 10^8	KBE/g Stuhl	< 1,0 x 10^7

Abb. 1: TMO/TMAO im Urin

Therapie

Dentalhygiene, zahnärztliche Intervention, zusätzlich BACTERIOREG (BIGmed)

Haemophilus influenzae

Haemophilus influenzae kommt in den oberen Atemwegen vor und verursacht nur selten Erkrankungen. Es kann zu Infektionen der Herzklappen (Endokarditis) und Eiteransammlungen (Abszesse) in Gehirn, Lunge und Leber kommen.

Auch eine Konjunktivitis (S. 239) kann durch Haemophilus influenzae verursacht werden.

Diagnostik

Haemophilus influenzae kann unter anderem durch Antigennachweis und Anzucht nachgewiesen werden. Als Untersuchungsmaterialien eignen sich prinzipiell alle entzündlichen Sekrete, z. B. Blut, Sputum, Eiter oder Abstriche aus der Konjunktiva.

Therapie
Meist kommt es zu Antibiotikabehandlungen. Im Vordergrund liegt die Wiederherstellung des gesunden Mikrobioms; Aufbau der Mucosa plus eine Erreger-Nosode und zusätzlich BACTERIOREG (BIGmed) sind sicherlich unterstützend.

Helicobacter

ist ein mit dem Campylobacter verwandtes säureresistentes Bakterium. Eine Infektion mit Helicobacter pylori (H. pylori) führt zu einer Magenentzündung (Gastritis), einem peptischen Geschwür und kann Magenkrebs verursachen. Helicobacter pylori steht im Verdacht, ursächlich an der autoimmunen Gastritis beteiligt zu sein (S. 105).

Symptome
- Verdauungsstörungen
- Schmerzen oder Beschwerden im Oberbauch

Diagnostik
- Atem- und Stuhltests
- manchmal Endoskopie des oberen Verdauungstrakts

Therapie
Klassisch wird Helicobacter pylori mit Antibiotika behandelt.

Meist kommt es zu Antibiotikabehandlungen. Im Vordergrund liegt die Wiederherstellung des gesunden Mikrobioms; Aufbau der Mucosa plus eine Erreger-Nosode und zusätzlich BACTERIOREG und HELICOREG (BIGmed) sind sicherlich unterstützend.

Die Autorin hat sehr gute Erfahrungen mit Wismut-Präparten (auch Bismut genannt) gemacht, leider wird es immer schwieriger, dies zu erhalten, weil sie vom Markt genommen werden.

Klebsiellen

Die Gattung Klebsiella umfasst gramnegative stäbchenförmige Bakterien, die zu den Enterobakterien gehören. Sie können mit oder ohne Sauerstoff leben, sind somit fakultativ aerob.

Klebsiella pneumoniae kann folgende Krankheiten:

- Harnwegsinfekte (S. 242)
- Sepsis
- Meningitis
- Lungenabszess
- Pleuritis
- Atemwegsinfekte (S. 92)
  - Bronchitis
  - Sinusitis
- Mastoiditis
- Otitis media
- Cholangitis
- Cholezystitis
- Endokarditis
- Osteomyelitis

Klebsiella aerogenes ist ein Bewohner des Magen-Darm-Traktes und ist fakultativ pathogen.

Es kann durch Schmierinfektion oder Übertragung in kontaminiertem Wasser folgende Erkrankungen verursachen:

- Harnwegsentzündungen, Blaseninfektionen oder Niereninfektionen
- Entzündungen der Atemwege sowie Lungenentzündungen

Klebsiella aerogenes produziert ein Toxin, das nach der Einnahme von Antibiotika eine hämorrhagische Kolitis hervorrufen kann. Antibiotika zerstören das gesunde Mikrobiom, so können sich Klebsiella-Bakterien vermehren und das Toxin produzieren. Ebensolche Toxine bildet auch Clostridium difficile (S. 22).

Klebsiella stehen im Verdacht, M. Bechterew (S. 214) sowie die autoimmune Vaskulitis (S. 227) zu fördern.

Diagnostik

Klebsiella pneumoniae kann mittels PCR oder Kultur direkt im Blut nachgewiesen werden.

Klebsiella aerogenes wird im Stuhl nachgewiesen.

Nach neuster Forschung findet man Liposacharid-O-Antigen im Blut[1].

Therapie
Die Therapieansätze sind bei den jeweiligen oben genannten Erkrankungen beschrieben. Wirkungsvoll ist auch die Isopathie z. B. Sanukehl Klebs® und eine Erreger-Nosode sowie BACTERIOREG (BIGmed).

Legionellen

Die Legionellose verursacht die Legionärskrankheit und das Pontiac-Fieber. Die Legionärskrankheit ist eine Form der Lungenentzündung:

Symptome
- Brust- und Kopfschmerzen
- Husten
- Schüttelfrost und hohes Fieber
- Es kann zu Durchfall oder Verwirrtheitszuständen kommen.

Diagnostik
Antigen-Nachweis im Urin

Therapie
Die Therapie kann in unseren Praxen nur eine begleitende sein. Meist kommt es zu Antibiotikabehandlungen. Im Vordergrund liegt die Wiederherstellung des gesunden Mikrobioms; Aufbau der Mucosa plus eine Erreger-Nosode sind sicherlich unterstützend, zusätzlich eventuell BACTERIOREG (BIGmed).

Pseudomonas

gehört zur normalen menschlichen Flora. Ein Infekt entsteht meist durch mangelnde Hygiene vor allem in Wasserfiltern, weshalb das Bakterium ein gefürchteter Krankenhauskeim ist. Die meisten Pseudomonas-Stämme sind antibiotikaresistent, das Pseudomonas sehr gefährlich machen kann.

1 Somit ermöglichen die kreuzspezifischen Antikörper, die das Lipopolysaccharid-O-Antigen von Klebsiella pneumoniae auf diversen Mikroorganismen erkennen, eine effektive immunologische Kontrolle. Mit ihrer Hilfe kann das Immunsystem verschiedene Krankheitserreger abwehren – mit nur einer einzigen Art Molekül. Bislang war nicht bekannt, dass das Immunsystem solche „Universal-Antikörper" produzieren kann. Quelle: https://www.pharmazeutische-zeitung.de/2018-05/immunabwehr-universal-antikoerper-entdeckt/ [Abgerufen 31.07.2022]

Pseudomonas führt zu:

- Wundinfektionen
- Atemwegsinfekte (S. 92)
- Harnwegsinfekte (S. 242)
- Lungenentzündungen oder
- Herzerkrankungen
- Augeninfektionen (Schwimmbad) (S. 236)

Diagnostik

Pseudomonas-aeruginosa-Antikörper im EDTA-Plasma

Therapie

Die Therapieansätze sind bei den jeweiligen oben genannten Erkrankungen beschrieben. Wirkungsvoll ist auch die Isopathie mit z. B. Sanukehl Pseu®, eine Erreger-Nosode, BACTERIOREG und PSEUDOMONASREG (BIGmed).

Salmonellen

Die Salmonellen-Erkrankung ist eine typische Lebensmittelinfektion, die Durchfall verursacht. Die Erreger vermehren sich im Magen-Darm-Trakt von Menschen und Tieren. Sie kommen vor allem auf Eiern und Geflügelfleisch vor.

Symptome

- massive erbsbreiartige Durchfälle (mit Blutbeimengung)
- Fieber
- Erbrechen
- Bauchschmerzen
- Kopfschmerzen
- Übelkeit
- Blutdruckabfall (kann durch Endotoxine ausgelöst werden).
- Salmonellen-Endotoxine verursachen häufig reaktive Arthritis (S. 198).

Diagnostik

- Erregernachweis mittels Stuhlprobe und Blutkultur (nur bei Typhus)
- Salmonellen-Antikörper im Serum
- allgemeine Entzündungsparameter: ESR, CRP und hsCRP

Therapie

Die Therapie kann in unseren Praxen nur eine begleitende sein. Meist kommt es zu Antibiotika-Behandlungen. Im Vordergrund liegt die Wiederherstellung des gesunden Mikrobioms; Aufbau der Mucosa plus eine Erreger-Nosode sind sicherlich unterstützend, Isopathie mit Sanukehl Salm®, zusätzlich eventuell BACTERIOREG (BIGmed).

Shigellen

Shigellen sind Enterobakterien, sie rufen sehr schwere Bakterienruhr mit Durchfällen hervor. Das Erregerreservoir der Shigellen ist der Mensch. Die Übertragung erfolgt fäkal-oral.

Sie sind säurestabil und passieren den Magen. Zunächst kommt es zu einer Enteritis, die sich auf das terminale Ileum ausbreitet. Die Toxine schädigen die Darmschleimhaut, wodurch es zu Ulzerationen kommen kann, die zu Blutungen und Tenesmen führen. Die Toxine sind entero-, zyto- und neurotoxisch.

Symptome

- Fieber
- Übelkeit
- Erbrechen
- Bauchkrämpfe
- blutiger, eitriger Durchfall
- Durch Shigellen kann es zu einer reaktiven Arthritis (S. 198)oder zum Reiter-Syndrom (S. 226) kommen.

Diagnostik

Anzucht auf Medium und PCR. Zur Differenzierung verschiedener Shigellen oder bei reaktiver Arthritis kann auch ein Antikörpernachweis im Serum dienen.

Therapie

Die Therapie kann in unseren Praxen nur eine begleitende sein. Meist kommt es zu Antibiotikabehandlungen. Im Vordergrund liegt die Wiederherstellung des gesunden Mikrobioms; Aufbau der Mucosa plus eine Erreger-Nosode sind sicherlich unterstützend, zusätzlich eventuell BACTERIOREG (BIGmed).

Staphylokokken

Staphylokokken sind grampositive Bakterien mit hoher Pathogenität.

Staphylococcus epidermis ist Besiedler der Haut- und Schleimhäute ohne Krankheitsbedeutung. Bei immunsupprimierten Patienten hingegen kann es durch invasive Therapien (Kanülen, Katheter, künstliche Gelenke, Herzklappen etc.) zu schweren Infekten kommen.

Sie besitzen das höchste pathogene Potenzial für den Menschen. Bekannt sind insbesondere *Staphylococcus aureus* sowie multiresistente Stämme (MRSA), die wegen ihrer Antibiotikaresistenz gefürchtet sind.

Staphylococcus aureus löst invasive Infektionen wie Furunkel, Karbunkel, Wundinfektion, Sinusitis, Otitis media, Sepsis, septischen Schock, Endokarditis (nach Herzklappenersatz), Osteomyelitis, bakterielle Gelenksentzündungen und Pneumonien aus.

Für Lebensmittelinfektionen ist insbesondere Stapylococcus aureus verantwortlich. Gelangt er in den Verdauungstrakt, kommt es zu massiven Vergiftungen, hervorgerufen durch Enterotoxine, die vom Erreger ausgeschieden werden.

Das Enterotoxin A verursacht schon in geringen Mengen Erbrechen, das Enterotoxin B benötigt etwas länger und es ist eine größere Menge nötig.

Erste Symptome zeigen sich nach zwei bis vier Stunden nach Aufnahme einer entsprechenden Toxinmenge mit dem Lebensmittel.

Zunächst sind die Bauchorgane betroffen, über den Vagus und sympathische Fasern erreichen sie das Brechzentrum. Im weiteren Verlauf greifen die Toxine Nieren, Leber, Lunge und Gastrointestinaltrakt an.

Symptome
- Speichelfluss
- Übelkeit
- Erbrechen
- Durchfall
- Schleim und Blut in Erbrochenem und Stuhl
- Durch Kaliumverlust kann es zur Muskellähmung kommen.
- rascher Anstieg von GOT im Blutserum

- Katecholamin- und Glukoseanstieg
- Abfall von Serumprotein, Calcium und Chlor
- Verminderung der Thrombozytenzahl und des Serotonins

Diagnostik
Der Nachweis wird meist aus Abstrich oder Wundsekret (Eiter) erbracht.

Bei Lebensmittelvergiftungen können die Enterotomien z. B. im Urin nachgewiesen werden. Erhöhte Antistaphylolysinwerte im Blut können einen Hinweis auf eine Staphylokokkeninfektion geben, sind aber nicht zuverlässig.

Therapie
Die Therapie kann in unseren Praxen nur eine begleitende sein. Meist kommt es zu Antibiotikabehandlungen. Im Vordergrund liegt die Wiederherstellung des gesunden Mikrobioms; Aufbau der Mucosa plus eine Erreger-Nosode sind sicherlich unterstützend, Isopathie mit Sanukehl Staph®, zusätzlich eventuell BACTERIOREG (BIGmed).

Streptokokken

Streptokokken gehören teilweise zum normalen Mikrobiom und sind deshalb nur fakultativ pathogen.

Es gibt verschiedene Typen von Streptokokken, sie werden nach ihrem Hämolyseverhalten eingeteilt. Als Hämolyse bezeichnet man die Auflösung von Erythrozyten.

Es gibt drei Gruppen: α-, β- und γ-hämolysierende Streptokokken.

Die α-Hämolyse wird auch als „Vergrünung" bezeichnet, durch den Abbau von Hämoglobin entstehen grünliche Produkte. Sie gehören zur normalen Flora der Mundschleimheut.

Sie sind Ursache für:
- Zahnkaries in Verbindung mit Milchsäure und Kohlehydraten
- Endokarditis
- Hals-Nasen-Ohren-Erkrankungen

Weitere Arten, die α-Hämolyse verursachen, sind u. a.:
S. pneumoniae, Enterococcus faecium sowie teilweise auch Enterococcus faecalis.

β-hämolysierende Streptokokken stellen vor allem bei Neugeborenen oder Frühgeburten ein Risiko dar, weil sie zu Sepsis oder Meningitis führen können.

Mit β-Hämolyse erscheinen meist: S. pyogenes, S. agalactiae und S. equisimilis.

Mit γ-Hämolyse werden Streptokokken bezeichnet, die KEIN Hämolyse verursachen z. B. S. salivarius und meist E. faecalis auf.

Enterokokken bilden die Gruppe D und gehören auch zu den Streptokokken. Sie sind ebenfalls fakultativ pathogen, gehören zur gesunden Darmflora und sind dort wichtig für ein gesundes Mikrobiom.

Streptococcus mutans, Streptococcus sobrinus und Streptococcus salivarius verursachen :

- Karies

Streptococcus pneumoniae:

- Pneumonie
- Sinusitis
- Otitis media
- Mastoiditis
- bakterielle Endokarditis

Streptococcus pyogenes:

- Impetigo
- Erysipel
- Phlegmone
- Sinusitis
- Otitis media
- Tonsillitis
- Scharlach
- Sepsis, septischer Schock
- nekrotisierende Fasziitis

Eine eigene Gruppe bilden die Viridans-Streptokokken, sie verursachen:
- bakterielle Endokarditis (Endocarditis lenta)

Alle Streptokokken sind gramnegativ, somit können sie bei Zerfall Endotoxine bilden und kommen vor allem für rheumatische (S. 198ff) und intestinale (S. 108ff) Erkrankungen als primär ursächliche Erreger infrage.

Diagnostik
Streptokokken werden meist im Abstrich durch Anzucht nachgewiesen.

Auch können bestimmte Antikörper nachgewiesen werden:
- Antistreptolysin
- Anti-DNase B
- Antihyaluronidase

Therapie
Die Therapie kann in unseren Praxen nur eine begleitende sein. Meist kommt es zu Antibiotikabehandlungen. Im Vordergrund liegt die Wiederherstellung des gesunden Mikrobioms; Aufbau der Mucosa plus eine Erreger-Nosode sind sicherlich unterstützend, Isopathie mit Sanukehl Strep®, zusätzlich eventuell BACTERIOREG (BIGmed).

Yersinien

können chronisch werden (Yersiniose und verursachen verschiedene Krankheits-Bilder. Es findet sich eine ausführliche Beschreibung im Kapitel Yersiniose auf S. 261).

Intrazelluläre Bakterien

Bartonella henselae

Der Erreger ist intrazellulär und befällt ähnlich wie die Rickettsien die Endothelzellen. Für Beschreibung und Diagnostik siehe (S. 260).

Chlamydien

Chlamydien sind für die Mikroimmuntherapie besonders interessant und hinsichtlich Energiegewinnung eine Besonderheit: Sie können selbst keine Energie herstellen, sondern müssen sich bei der Energie von Wirtszellen (ATP) bedienen. Daher können sie nur innerhalb von Wirtszellen ihren Stoffwechsel betreiben und sich vermehren. Sie besitzen sowohl RNA als auch DNA.

Somit sind sie intrazellulär und verhalten sich ähnlich wie Viren. Sie vermehren sich in der pathogenen Zelle und müssen deshalb durch die zytotoxischen T8-Lymphozyten eliminiert werden.

Wir unterscheiden 2 Arten von Chlamydien:

Chlamydia pneumoniae
Chlamydia pneumoniae ist ein gramnegatives, obligat intrazelluläres Bakterium.

Chlamydia pneu. führt zu:

- Infektion der Atemwege mit atypischer Pneumonie (siehe Atemwegserkrankungen S. 92)
- Bronchitis
- Sinusitis

Chlamydia trachomatis

- Chlamydia trachomatis sorgt zunächst für urogenitale Infekte (siehe urogenitale Erkrankungen (S. 242):
- Urethritis
- Blasenentzündung
- Prostatitis
- Epididymitis

- Entzündungen der Cervix uteri
- Salpingitis
- Adnexitis

Auch die akute Keratokonjunktivitis kann durch einen Chlamydia trachomatis Infekt ausgelöst werden. Alle Chlamydien können Ursache für eine reaktive Arthritis (S. 198) sein:

Chlamydia pneumoniae	Chlamydia trachomatis	Chlamydia psittachi
akut: Pharyngitis, Bronchitis	akut: Keratokonjunktivitis Lymphogranuloma venerum (LGV)	Übertragung durch Vögel, insbesondere Papageien, Geflügel und Tauben
wenig produktiver Husten	Trachom	Symptome wie Chlamydia pneu.
„atypische" Pneumonie	urogenitale Entzündungen	
wenn chronisch: Häufig Asthma, Atemnot	wenn chronisch: Häufig Auch Lungensymptomatik möglich!	
reaktive Arthritis, insbesondere Knie	reaktive Arthritis, insbesondere Knie	
Arteritis, Vaskulitis	Arteritis, Vaskulitis, Nephritis!	

Tab. 1: Übersicht Chlamydien

Diagnostik

- PCR aus Abstrichmaterial entzündeter Areale
- Chlamydien-Antikörper sind serologisch z. B. mit ELISA-Verfahren nachweisbar. Bei einer akuten Infektion sind diese zunächst negativ und werden erst nach einigen Tagen positiv.

Für die Mikroimmuntherapie empfiehlt es sich, die Immunfluoreszenz (IFT) zu verwenden (Beispiel):

Chlamydia pneumoniae oder trachomatis

Chlam. pneum. IgA-Ak (IFT)	↑	**1:1280**	<1:80
Chlam. pneum. IgG-Ak(IFT)		**1:2560**	<1:80
Chlam. pneum. IgM-Ak(IFT)		negativ	<1:10

Therapie

Therapiepflicht besteht bei vorhandenen IgA-AK oder IgG-AK-Werten höher als 5-facher Referenzwert.

Bei schweren Chlamydieninfekten ist es angebracht, mit Tetracyclinen zu therapieren. In unseren Praxen begegnen wir jedoch häufig erhöhten Werten im Zusammenhang mit chronischen Erkrankungen.

Zur Therapie empfehlen sich:

- 2LCHLA
- CHLAMYDIAREG von BIGmed

Therapiedauer

Die Therapie sollte abhängig von der Klinik so lange fortgesetzt werden, bis keine IgA-AK mehr nachweisbar sind. Die Symptomatik kann jedoch sehr viel früher deutlich verbessert sein. Es empfiehlt sich sodann, die Chlamydien regelmäßig zu testen und nur, wenn IgA-AK wieder zunehmen, erneut zu therapieren.

Ehrlichien

Ehrlichien sind intrazelluläre Bakterien, die von verschiedenen Zeckenarten übertragen werden. Meist verläuft eine Ehrlichiose symptomlos. Beschreibung der Erkrankungen und Diagnostik (S. 258).

Rickettsien

Rickettsien sind immer intrazellulär. Sie werden von Zecken übertragen und verursachen das Fleckfieber. Beschreibung der Erkrankungen und Diagnostik (S. 259).

Therapie bei bakteriellen Infekten

CAVE!

Bakterielle Infekte können lebensbedrohend sein! Es muss immer zuerst eine Sepsis verhindert werden. Deren Abklärung dazu muss entweder ein Facharzt oder ein Krankenhaus vornehmen.

Aus Sicht der Mikroimmuntherapie kommen folgende Mittel in Betracht.

Meist fördert ein geschwächtes oder gestörtes Immunsystem einen bakteriellen Infekt. Nach Diagnostik mittels Immunstatus liegt die Therapie mit immunmodulierenden Therapeutika wie 2LEID oder 2LEAI nahe.

Bei Darmbakterien:

- 2LMICI
- 2LINFLAM
- BIGmed BACTERIOREG, GUTREG
- entsprechende Bakterien-Nosoden
- Isopathie
- Stabilisierung des Darmmilieus

Bei allen anderen Bakterien:

- 2LINFLAM
- Von BIGmed BACTERIOREG
- entsprechende Bakterien-Nosoden
- Isopathie

Differenzierte Therapien siehe bei den entsprechenden Erkrankungen oder bei der Beschreibung der Erreger.

Viren

Viren sind im eigentlichen Sinne keine Lebewesen, denn sie können ausserhalb einer Wirtszelle nicht existieren. Sie bestehen aus DNA oder RNA und bauen sich in das Genom der Wirtszelle ein. Dort verwenden sie deren Replikationsweg (durch Zellteilung) und auch Stoffwechsel. Ausserhalb einer Zelle handelt es sich um Virionen, welche sich durch Übertragung (Luft oder Tröpfchen) weiterverbreiten, bis sie eine geeignete Wirtszelle finden.

Es gibt circa 10 500 bekannte Virenarten, wahrscheinlich gibt es noch wesentlich mehr nicht identifizierte Arten, man geht von mehr als 320 000 nicht identifizierten Viren aus, die sich ins Genom von Säugetierzellen einbauen.

Für uns sind nur die humanpathogenen Viren von Interesse.

Wir unterscheiden die Viren nach deren Aufbau, DNA oder RNA, wobei es Doppel- oder Einzelstrang-DNA- oder -RNA-Viren gibt.

Behüllte doppelsträngige DNA-Viren (dsDNA)

Für die Mikroimmuntherapie ist die Familie der Herpesviren die interessanteste. Sie bauen sich nur ins Genom ein, sie sind auch jederzeit reaktivierbar.

Sie werden folgendermaßen gegliedert:

Familie Herpesviridae (Unterfamilie Alphaherpesvirinae)	
Gattung Simplexvirus	• Herpesvirus Typ 1 und 2 (S. 40)
Gattung Varicellovirus	• Varizella Zoster (S. 41)

Alle Herpesviren gehören zu den neurotropen Viren. Das Augenmerk der Mikroimmuntherapie liegt vor allem auf der Reaktivierung. Da es sich um Doppelsträngige DNA-Viren handelt, bauen diese sich vollständig in die menschliche DNA ein und persistieren ein Leben lang.

Bislang bekannt sind Herpesvirus Typ 1 bis 8, sie haben höchst unterschiedliche Pathogenität.

Herpesvirus Typ 1 und 2

Herpes-simplex-Virus 1 (HSV-1) = Humanes Herpesvirus 1 (HHV-1) – Herpes simplex, Herpes labialis, Stomatitis aphtosa

Herpes-simplex-Virus 2 (HSV-2) = Humanes Herpesvirus 2 (HHV-2) – Herpes simplex, Herpes genitalis

Herpes Typ 1 und 2 gehören zur Standardserologie der MIT. Sie können ursächlich vor allem beteiligt sein an:

- Hauterkrankungen (S. 144ff), Neurodermitis, Psoriasis, Alopezie
- Augenerkrankungen (S. 236ff), Herpesinfekte im Auge
- neurologischen Erkrankungen (S. 168ff); Herpes 1 und 2 gehören zu den neurotropen Viren.
- urogenitalen Krankheiten (S. 242), veränderter PAP, Prostatitis, Endometriose
- autoimmune Schilddrüsenerkrankungen (S. 130)
- chronischen Darmentzündungen (S. 108ff)
- Osteoporose durch chronische Entzündung (S. 231)
- erfahrungsgemäß sorgen Herpesviren vor allem für entzündliche Reaktionen auf allen Schleimhäuten, weshalb Herpes 1 und 2 immer getestet werden sollte.

Diagnostik

Herpes Typ 1 und 2 IgM, IgA, IgG (Immunfluoreszenz = IFT)
In manchen Laboren stehen jedoch lediglich ELISA-Tests zur Verfügung.

Therapiepflichtig

Immunfluoreszenz = IFT:
falls IgA und oder IgM positiv sind

Bei mehr als 4-fach erhöhten IgG-Werten (ohne IgA oder IgM) kann eine Therapie in Erwägung gezogen werden, dies muss von Fall zu Fall beurteilt werden.

ELISA-Test: falls IgA und oder IgM positiv sind
Der ELISA-Test ist nicht linear, man kann deshalb nicht den Referenzwert um ein x-Faches berechnen. Sollte IgG sehr hoch sein, kann man von einer Reaktivierung ausgehen, es kann sich jedoch auch um einen abgeheilten akuten Infekt handeln.

Therapie
2LHERP, VIRUSREG

Varizella Zoster

Varizella-Zoster-Virus (VZV) = Humanes Herpesvirus 3 (HHV-3)
Varizella Zoster gehört zur **Standardserologie der MIT**.
Varizella Zoster verursacht Windpocken.
Er kann in der Reaktivierung ursächlich vor allem beteiligt sein an:

- Gürtelrose (ist eine Reaktivierung von Herpes Zoster, (S. 144)
- Hauterkrankungen (S. 144ff), Neurodermitis, Psoriasis, Alopezie
- Augenerkrankungen, Zosterinfekte im Auge (S. 236ff)
- neurologischen Erkrankungen; Zoster gehört zu den neurotropen Viren, Fazialisparese (S. 168ff)
- urogenitalen Krankheiten (S. 242ff), veränderter PAP, Prostatitis, Endometriose
- autoimmunen Schilddrüsenerkrankungen (S. 130)
- chronischen Darmentzündungen (S. 108)
- erfahrungsgemäß sorgen Zosterviren vor allem für entzündliche Reaktionen auf allen Schleimhäuten, weshalb Varizella Zoster immer getestet werden sollte.

Diagnostik
Varizella Zoster IgM, IgA, IgG (IFT)
In manchen Laboren stehen jedoch lediglich ELISA-Tests zur Verfügung.

Therapiepflichtig
Immunfluoreszenz = IFT: falls IgA und oder IgM positiv sind

Bei mehr als 4-fach erhöhten IgG-Werten (ohne IgA oder IgM) kann eine Therapie in Erwägung gezogen werden, dies muss von Fall zu Fall beurteilt werden.

ELISA-Test: falls IgA und oder IgM positiv sind
Der ELISA-Test ist nicht linear, man kann deshalb nicht den Referenzwert um ein x-Faches berechnen. Sollte IgG sehr hoch sein, kann man von einer Reaktivierung ausgehen, es kann sich jedoch auch um einen abgeheilten akuten Infekt handeln.

Therapie
2LZONA, VIRUSREG

Familie Herpesviridae (Unterfamilie Betaherpesvirinae)	
Gattung Cytomegalovirus	• Cytomegalovirus (siehe unten)
Gattung Reseolovirus	• Humanes Herpesvirus 6 (S. 43) • Humanes Herpesvirus 7 (S. 44)

Cytomegalovirus

Humanes Cytomegalievirus (HCMV) = Humanes Zytomegalievirus (HZMV) = Humanes Herpesvirus 5 (HHV-5)

Cytomegalovirus gehört zur Standardserologie der **MIT**. Cytomegalovirus (CMV) verursacht Zytomegalie.

In der Reaktivierung ist CMV dem Epstein-Barr-Virus sehr ähnlich. In der Klinik (Symptomatik) können die beiden kaum unterscheiden werden. Es ist deshalb sehr wichtig, CMV immer zu testen. Auch CMV gehört zu den neurotropen Viren.

In der Schwangerschaft kann CMV eine große Gefahr darstellen:
Viele Frauen erleiden eine Fehlgeburt. Geht die Schwangerschaft weiter, kann eine schwere Embryopathie/Fetopathie entstehen, die häufig tödlich verläuft. Bei den lebend geborenen Kindern kommt es oft zu dauerhaften Organschäden.

Diagnostik
Cytomegalovirus IgM, IgG (IFT), manche Labore bieten auch IgA an. Es gibt nicht mehr viele IFT-Test-Kits auf dem Markt. Wir müssen uns oft mit ELISA-Tests begnügen.

Therapiepflichtig
Immunfluoreszenz = IFT: falls IgA und oder IgM positiv sind

Bei mehr als 4-fach erhöhten IgG-Werten (ohne IgA oder IgM) kann eine Therapie in Erwägung gezogen werden, dies muss von Fall zu Fall beurteilt werden.

ELISA-Test: falls IgA und oder IgM positiv sind
Der ELISA-Test ist nicht linear, man kann deshalb nicht den Referenzwert um ein x-Faches berechnen. Sollte IgG sehr hoch sein, kann man von einer Reaktivierung ausgehen, es kann sich jedoch auch um einen abgeheilten akuten Infekt handeln.

Therapie
2LCMV, bei hyperaktivem Immunsystem 2LXFS, BIGmed: CMV-REG/MIR, VIRUSREG.

Humanes Herpesvirus 6 (HHV-6)

Das HHV6 ist Erreger des Dreitagefiebers. Im schnellen Fieberanstieg kann es zum Fieberkrampf kommen. Bei jungen Erwachsenen kann es zu mononukleoseähnlichen (EBV) Symptomen kommen. HHV 6 wurde 1986 aus Lymphozyten des peripheren Blutes von Patienten mit Lymphomen und/oder einer HIV-Infektion isoliert und anfänglich als humanes B-lymphotropes Virus (HBLV) bezeichnet.

Symptome
HHV6 zeichnet sich durch Hautausschlag im Gesicht und am Rumpf aus, der später zu den Beinen wandert.

Bei schweren Verläufen können auftreten:
- Lymphadenopathie
- Pneumonie
- Hepatitis
- Meningitis und Enzephalitis

HHV-6 steht im direkten und indirekten Zusammenhang mit der Entwicklung der Multiplen Sklerose (MS)[2] (S. 189).

Nach der Erstinfektion persistiert das Virus in den Speicheldrüsen. Es kann zu einer Reaktivierung kommen.

Diagnostik
Die Antikörper IgA, IgM und IgG können im Serum nachgewiesen werden.

Therapiepflichtig
falls IgA und oder IgM positiv sind

Der ELISA-Test ist nicht linear, man kann deshalb nicht den Referenzwert um ein x-Faches berechnen. Sollte IgG sehr hoch sein, kann man von einer Reaktivierung ausgehen, es kann sich jedoch auch um einen abgeheilten akuten Infekt handeln.

Bei MS-Patienten mit positivem IgG sollte HHV-6 immer mittherapiert werden.

Therapie
Erreger-Nosode, VIRUSREG

Humanes Herpesvirus 7 (HHV-7)

Humane Herpesvirus 7 (HHV 7): HHV7 führt zu neurologischen Symptomen und Schädigungen, zu Krämpfen sowie Exanthema subitum (Dreitage-Fieber) bei Babys und Kleinkindern.

In der Literatur findet sich nicht sehr viel zu HHV7. Es kann zu autoimmuner seronegativen Enzephalitis kommen, somit ist auch HHV7 ein Erreger, der bei neurologischen Erkrankungen (S. 168ff) zu beachten ist.

Symptome
- allgemeines Unwohlsein
- Abgeschlagenheit
- Kopfschmerzen
- Fieber
- Übelkeit

2 Leibovitch EC, Jacobson S. Evidence linking HHV-6 with multiple sclerosis: an update. Curr Opin Virol. 2014 Dec; 9:127-33. doi: 10.1016/j.coviro.2014.09.016. Epub 2014 Oct 17. PMID: 25462444; PMCID: PMC4269240.

Diagnostik
Die Antikörper IgA, IgM und IgG können im Serum nachgewiesen werden.

Therapiepflichtig
falls IgA und oder IgM positiv sind

Der ELISA-Test ist nicht linear, man kann deshalb nicht den Referenzwert um ein x-Faches berechnen. Sollte IgG sehr hoch sein, kann man von einer Reaktivierung ausgehen.

Therapie
Erreger-Nosode, VIRUSREG

Familie Herpesviridae (Unterfamilie Gammaherpesvirinae)	
Gattung Lymphocryptovirus	• Epstein-Barr-Virus (siehe unten)
Gattung Reseolovirus	• Humanes Herpesvirus 6 • Humanes Herpesvirus 7
Gattung Rhadinovirus	• Humanes Herpesvirus 8 (HHV-8) (S. 47)

Epstein-Barr-Virus

Epstein-Barr-Virus (EBV) = Humanes Herpesvirus 4 (HHV-4)

EBV gehört zur Standardserologie der **MIT**. EBV verursacht als Primärinfekt das Pfeiffersche Drüsenfieber, im Englischen „Kissing disease" genannt. Die meisten frischen Infekte treten im Teenageralter auf (beim ersten Kuss) mit den typischen Symptomen:

- Fieber 38–39°
- Milzschwellung (Splenomegalie)
- Leberschwellung (Hepatomegalie)
- Lymphknotenschwellung insbesondere am Hals und im Nacken, auch unter den Achseln oder im Brust- und Bauchbereich
- Entzündungen im Rachenbereich (Monozyten-Angina)

Ein chronischer Verlauf kann über viele Monate persistieren:

- Fieber
- Müdigkeit
- Erschöpfung
- depressive Verstimmungen
- Antriebsschwäche
- Lymphknotenschwellung

EBV ist an fast allen chronischen und autoimmunen Erkrankungen beteiligt. Bei jeder chronischen Erkrankung muss an eine Reaktivierung gedacht werden.

Es ist nicht möglich, die Symptomatik von EBV in der Reaktivierung zu beschreiben. Viele tragen das Virus bereits im Genom oder merken nichts von einem Primärinfekt.

In der Praxis zeigt sich, dass folgende Symptome für eine Reaktivierung sprechen können:

- chronische Nackenbeschwerden und Verspannungen ohne andere Ursachen.
- chronische Anginen
- chronische Müdigkeit
- Konzentrationsschwierigkeiten
- Verstimmungen
- Aggressionsbereitschaft
- wiederkehrende Infekte
- alle autoimmunen Erkrankungen.

Verhaltensauffällige Kinder mit ADH oder ADHS haben oft einen persistierenden Erstinfekt, weshalb es sich lohnt, immer gleich EBV abzuklären.

Diagnostik

Epstein-Barr-Virus VCA IgM, VCA IgG, Early Antigen IgG, EBNA IgG (IFT)

Epstein-Barr-Virus, Therapiepflicht besteht bei

- EBV VCA IgG = >4x Referenzwert des Labors = Reaktivierung
- EVB VCA IgG positiv und EBNA IgG negativ = persistierender Erstinfekt oder sekundärer EBNA-Verlust
- EBV EA (Early Antigen) positiv = Reaktivierung (bei fehlendem EBNA = Erstinfekt)

Therapie

2LEBV, bei hyperaktivem Immunsystem 2LXFS,
BIGmed VIRUSREG, EBV-REG/MIR

Humanes Herpesvirus 8 (HHV-8)

Humanes Herpes-Virus 8 (HHV-8) infiziert unter anderem Endothelzellen, dendritische Zellen und Lymphozyten und ist mit dem Kaposi-Sarkom, dem primären Effusionslymphom (PEL) und der Castleman-Krankheit assoziiert.

Das Kaposi-Sarkom tritt vor allem im Zusammenhang mit HIV (AIDS) auf.

Diagnostik
Die Antikörper IgA, IgM und IgG können im Serum nachgewiesen werden.

Therapiepflichtig
falls IgA und oder IgM positiv sind

Der ELISA-Test ist nicht linear, man kann deshalb nicht den Referenzwert um ein x-Faches berechnen wollen. Sollte IgG sehr hoch sein, kann man von einer Reaktivierung ausgehen.

Therapie
Erreger-Nosode, VIRUSREG

Weitere Viren

Im Weiteren werden zwar alle bekannten Viren gelistet, jedoch nur jene besprochen, die für die Mikroimmuntherapie oder die erweiterte Diagnostik und Therapie von Relevanz sind.

Familie Poxviridae (Unterfamilie Chordopoxvirinae)	
Gattung Orthopoxvirus	• Orthopoxvirus variola = **Variolavirus – Pocken, Echte Pocken** • Orthopoxvirus variola var. alastrim = Kaffernpockenvirus – Pocken, Weiße Pocken • Monkeypoxvirus (MPV) = Orthopoxvirus simiae – **Affenpocken**; auch auf den Menschen übertragbar, Symptome wie bei Menschenpocken, aber deutlich milder

▸

Familie Poxviridae (Unterfamilie Chordopoxvirinae)	
Gattung Parapoxvirus	• Parapoxvirus ovis = Orf-Virus – (Orf-Krankheit)
Gattung Molluscipoxvirus	• Molluscumcontagiosum-Virus

Molluscumcontagiosum-Virus

Molluscum contagiosum verursacht Dellwarzen. Bei Dellwarzen handelt es sich um eine harmlose Virusinfektion der Haut. Davon betroffen sind mehrheitlich Kinder und Jugendliche. Oft bilden sich Dellwarzen nach einiger Zeit spontan zurück.

Diagnostik
Auf Sicht, d. h. als Therapeuten müssen wir Dellwarzen optisch erkennen.

Therapie
2LVERU hat sich bei Dellwarzen bewährt

Familie Hepadnaviridae	
Gattung Orthohepadnavirus	• Hepatitis-B-Virus (HBV)

Hepatitis-B-Virus (HBV)

Hepatitis B zählt zu den häufigsten durch Viren verursachten Leberentzündungen weltweit. Die Übertragung erfolgt durch Geschlechtsverkehr oder verschmutzte Spritzen (Blut). Die Infektion kann akut oder chronisch verlaufen.

Im chronischen Verlauf kann die Hepatitis B zu Leberzirrhose und Leberkrebs führen. Hepatitis (S. 121).

Diagnostik
Virus-DNA im Serum zeigt an, wie viele Viruskopien vorhanden sind.

Virus-Antigene HBs-Ag, HBc-Ag und HBe-Ag erlauben (wie die Virus-DNA) einen direkten Erregernachweis.

Das Vorhandensein spezifischer Antikörper Anti-HBc ist ein indirekter Erreger-Nachweis.

Eine aktuelle Hepatitis-B-Infektion liegt vor, wenn Virus-DNA und Virus-Antigen HBs-Ag sowie der Antikörpertyp Anti-HBc nachgewiesen werden.

Wenn Antikörpertyp Anti-HBs fehlt, ist die Infektion nicht abgeschlossen. Es besteht Ansteckungsgefahr für andere Menschen.

Bei einer ausgeheilten Hepatitis B zirkulieren im Blut Antikörper vom Typ Anti-HBc und meist auch Anti-HBs. Das Virus-Antigen HBs-Ag ist dagegen nicht nachweisbar.

Sind einzig Antikörper vom Typ Anti-HBs nachweisbar, aber keine anderen Antikörper und auch keine Antigene von Hepatitis-B-Viren, spricht dies für einen wirksamen Impf-Schutz gegen Hepatitis B.

Bei Hepatitis-Verdacht sollten immer alle Hepatitisviren getestet werden. Bei Hepatitisverdacht sollten immer alle Hepatitisviren getestet werden. Die folgenden Untersuchungen zum Screening auf Hepatitisviren A, B, C und E durchgeführt:

- IgM-Antikörper gegen HAV (IgM Anti-HAV)
- Hepatitis-B-Oberflächenantigen (HBs Ag)
- IgM-Antikörper gegen Hepatitis-B-core (Anti-HBc-IgM)
- Antikörper gegen Hepatitis-C-Virus (anti-HCV) und Hepatitis-C-RNA (HCV-RNA)
- Antikörper gegen Hepatitis E (IgM)

Therapiepflichtig

Außer beim Nachweis des Impfschutzes sollte ein positiver Befund mit Hepatitis B behandelt werden.

Therapie

Das Mittel 2LHC ist auch für die Hepatitis B (ebenso für Hepatitis C, D und E) entwickelt worden. Bei hyperaktivem Immunsystem verwendet man 2LHCX; BIGmed HBV-REG/MIR.

Unbehüllte doppelsträngige DNA-Viren (dsDNA)

Familie Adenoviridae	
Gattung Mastadenovirus	• Adenoviren

Adenoviren

Von humanen Adenoviren A-F gibt es 51 Subtypen, sie sind hochansteckend und führen in der Regel zu Schnupfen, Erkältungen und Durchfall.

Symptome
Bei Schulkindern beobachtete man häufig:

- Konjunktivitis
- Pharyngitis
- Rhinitis
- geschwollenen Lymphknoten (Hals)
- Fieber

In schweren Fällen kann es zur Pneumonie kommen.

Auch beim Erwachsenen kann es in seltenen Fällen zu einer follikulären Konjunktivitis (S. 239) beider Augen kommen, oft zusammen mit präaurikulärer Lymphknotenschwellung. Gelangen Adenoviren durch Verunreinigung von Geräten ins Auge, kann eine Adenovirus-Keratokonjunktivitis auftreten.

Diagnostik
Der direkte Nachweis erfolgt aus einem Konjunktivalabstrich mittels PCR, Antikörpernachweis im Serum kann mithilfe von IF oder ELISA ermittelt werden.

Therapiepflichtig
falls IgA und oder IgM positiv sind

Bei IFT-Test kann bei einem IgG-Titer grösser als 4-facher Referenzwert von einer Reaktivierung ausgegangen werden.

Der ELISA-Test ist nicht linear, man kann deshalb nicht den Referenzwert um ein x-Faches berechnen. Sollte IgG sehr hoch sein, kann man von einer Reaktivierung ausgehen.

Therapie
Zur Therapie werden Nosoden eingesetzt.

Familie Polyomaviridae	
Gattung Polyomavirus (BK Polyomavirus (BKPyV) = BK-Virus (BKV) = Polyomavirus hominis Typ 1 – führt bei immunsuppressiver Behandlung nach Transplantation evtl. zum Verlust des Transplantates)	• JC-Virus (JCV)

JC-Virus (JCV)

JC-Polyomavirus (JCPyV) = **JC-Virus (JCV)** = Polyomavirus hominis Typ 2

JC-Virus führt in der Reaktivierung bei zellulär Immunsupprimierten (AIDS) Personen zu progressiver multifokalen Leukoenzephalopathie (PML). Das JC-Virus spielt eine wesentliche Rolle in der immunsuppressiven Therapie der Multiplen Sklerose, oft muss bei Vorhandensein die Therapie abgebrochen werden.

Möglicherweise ist das JC-Virus ursächlich an der Entstehung der Multiplen Sklerose beteiligt. (S. 189)

Diagnostik
Liquortests auf JC-Virus-DNA.

Therapie
Erreger-Nosoden, VIRUSREG

Familie Papillomaviridae	
Gattung Papillomavirus	• Humane Papillomviren

Humane Papillomviren

Bisher sind 124 HPV-Typen vollständig beschrieben. Etwa 30 davon infizieren fast ausschließlich Haut und Schleimhaut im Anogenitalbereich (Anus und Genitalien). Die genitalen HPV-Typen lassen sich generell in zwei Gruppen einteilen, die Niedrigrisiko-(*low risk*-) und die Hochrisiko-(*high risk*-)Typen. Die Einteilung geschieht aufgrund des Risikotyps: Einige wenige Erreger treten extrem gehäuft im Zusammenhang mit Karzinomen auf.

Die *Hochrisiko-Typen* sind 16 und 18 sowie 31 und 33.
Die *Niedrigrisiko-Typen* sind fast nie direkt an der Entwicklung eines Zervixkarzinoms beteiligt.
HPV 6 und 11 sind Hauptverursacher von Warzen in Genitalbereich (Condylomata acuminata, auch „Feigwarzen" genannt)
HVP-Infektionen sind in den meisten Fällen symptomlos.

Kommt es zu Symptomen, sind dies meist Veränderungen an den Schleimhäuten, die nässend und juckend, aber auch nekrotisierend sind; siehe PAP-Test (S. 244). Auch an der Entstehung einer Endometriose können Papillomaviren beteiligt sein, (S. 247).

Diagnostik
PCR im Abstrich

Therapie
2LPAPI

Es gilt zu beachten, dass meist ein reaktivierter EBV dahintersteckt!

Einzel(+)-Strang-RNA-Viren

Familie Togaviridae	
Gattung Alphavirus (Erreger von Arbovirosen)	• Barmah-Forest-Virus – Barmah-Forest-Fieber mit grippeähnlichen Symptomen, epidemische Polyarthritis • Chikungunya-Virus (CHIKV) – Chikungunya-Fieber • Eastern-Equine-Encephalitis-Virus (EEEV) = Östliches-Pferdeenzephalitis-Virus – Übertragung durch Stechmücken auch auf den Menschen möglich (selten!) → Östliche Pferdeenzephalomyelitis (Enzephalitis/Enzephalomyelitis) • Western-Equine-Encephalitis-Virus (WEEV) = Westliches Pferdeenzephalitis-Virus – Übertragung durch Stechmücken auch auf den Menschen möglich (selten!) → Westliche Pferdeenzephalomyelitis (Enzephalitis/Enzephalomyelitis) • Everglades-Virus – Everglades-Fieber • O'nyong-nyong-Virus (ONNV) – O'nyong-nyong-Fieber • Mayaro-Fieber-Virus (MAYV) – Mayaro-Fieber • Semliki-Forest-Virus (SFV) – Semliki-Forest-Fieber • Mucambo-Virus – Mucambo-Fieber • Ross-River-Virus (RRV) – Ross-River-Fieber • Sindbis-Virus (SINV) – Sindbis-Fieber (Gelenkentzündung [„epidemische Polyarthritis"], zum Teil mit Hautausschlägen und selten mit Enzephalitis)
Gattung Rubiviren	• Röteln (S. 54) • Rubella virus, Spezies Rubivirus rubellae) ist der Erreger von Röteln und ist bei Infektion in den ersten Schwangerschafts-Wochen der Verursacher der Rötelnembryofetopathie.

- Vergrößerungen der Lymphknoten
- Andere Erkrankungen im Zusammenhang mit chronischer Hepatitis C können sein:
  - Diabetes mellitus (S. 139)
  - Autoimmun bedingte Schilddrüsenentzündungen (S. 130) wie z. B. Hashimoto-Thyreoiditis
  - Sjögren-Syndrom (S. 206).
- Spätfolgen der chronischen Hepatitis C:
  - Leberzirrhose
  - Insbesondere bei HCV-Genotyp 3
  - Leberkrebs

Diagnostik

- Leberwerte wie GOT, GPT
- Antikörper anti-HCV IgG, IgM, IgA
- Hepatitis-C-Viren HCV-RNA gibt Aufschluss über die akute Virus-Last.

Bei Hepatitisverdacht sollten immer alle Hepatitisviren getestet werden. Die folgenden Untersuchungen zum Screening auf Hepatitisviren A, B, C und E durchgeführt:

- IgM-Antikörper gegen HAV (IgM anti-HAV)
- Hepatitis-B-Oberflächenantigen (HBs Ag)
- IgM-Antikörper gegen Hepatitis-B-core (Anti-HBc-IgM)
- Antikörper gegen Hepatitis-C-Virus (anti-HCV) und Hepatitis-C-RNA (HCV-RNA)
- Antikörper gegen Hepatitis E (IgM)

Therapiepflichtig

Bei einem positiven Befund sollte eine Hepatitis-C behandelt werden. Das Mittel 2LHC ist auch für die Hepatitis B, D und E entwickelt worden. Bei hyperaktivem Immunsystem verwendet man 2LHCX.

Therapie

2LHC (auch für die Hepatitis B, D und E). Bei hyperaktivem Immunsystem verwendet man 2LHCX; BIGmed HCV-REG/MIR.

FSME-Virus

FSME ist ein neurotropes Virus und sollte in die Diagnostik neurologischer Erkrankungen miteinbezogen werden (S. 168ff). Leider kann es auch durch die Impfung gegen FSME zu neurologischen Erkrankungen kommen. Beschreibung der Erkrankung durch FSME-Viren (S. 257).

- FSME-Virus (englisch: tick-borne encephalitic virus [TBEV]) – FSME (Frühsommer-Meningoenzephalitis)
- Subtyp European/Western tick-borne encephalitis virus (WTBEV)
- Subtyp Siberian tick-borne encephalitis virus (STBEV)
- Subtyp Far-Eastern tick-borne encephalitis virus (Far-Eastern TBEV); ehemals Russian-Spring-Summer-Enzephalitis-Virus (RSSEV) – RSSE, auch RFSE (Russian-Spring-Summer-Enzephalitis, Russische Frühsommerenzephalitis)
- Zika-Virus (ZIKV) (2 Hauptgruppen; diverse Subtypen) – meist nur Hautausschlag, Fieber, Gelenkschmerzen, Konjunktivitis

Familie Coronaviridae (Unterfamilie Orthocoronavirinae)	
Gattung Alphacoronavirus Untergattung Duvinacovirus	• Humanes Coronavirus 229E (HCoV-229E) – Erkältung
Gattung Alphacoronavirus Untergattung Setracovirus	• Humanes Coronavirus NL63 (HCoV-NL63) – Erkältung
Gattung Betacoronavirus Untergattung Embecovirus	• Spezies Betacoronavirus 1 • Subspezies Humanes Coronavirus OC43 (HCoV-OC43) – Erkältung; gelegentlich auch schwere Infektion der Atemwege, Pneumonie • Spezies Humanes Coronavirus HKU1 (HCoV-HKU1) – Erkältung • Untergattung Merbecyovirus • Middle East respiratory syndrome coronavirus (MERS-CoV) – grippeähnliche Symptome, schwere Infektion der Atemwege, Pneumonie und ggf. Nierenversagen

Familie Coronaviridae (Unterfamilie Orthocoronavirinae)	
Gattung Betacoronavirus Untergattung Sarbecovirus	• SARS-assoziiertes Coronavirus (SARS-CoV) – SARS (atypische Lungenentzündung/Pneumonie), mit Subtyp • Subtyp SARS-CoV-2 (eng. 2019-novel Coronavirus, 2019-nCoV, bzw. Wuhan seafood market pneumonia virus) – COVID-19: Infektion der unteren Atemwege bis zur Lungenentzündung

Subtyp SARS-CoV-2

(eng. 2019-novel Coronavirus, 2019-nCoV, bzw. Wuhan seafood market pneumonia virus) – **COVID-19:** Infektion der unteren Atemwege bis zur Lungenentzündung

Symptome

Die Symptome eines Covid-19-Infekts sind sehr unterschiedlich. Eine Erkrankung kann je nach Mutation des Virus (Delta-Variante bis Omikron, Stand September 2022) von schwerer Atemwegserkrankung bis zu banalen grippalen Symptomen oder gar nur Schnupfen führen.

Risikofaktoren für einen schweren Verlauf sind:

- Adipositas bei vor allem männlichen jüngeren Patienten
- prädiabetische Disposition
- Vitamin-D-Spiegel untern 30 ng oder 75 nmol
- schlechtes Mikrobiom, fehlend: Roseburia und Faecalibakterium
- HLA-Merkmal: HLA-C*04:0

Komplikationen nach Coronainfekt

So genanntes Long-Covid-Syndrom über einen langen Zeitraum:

- völlige Erschöpfung
- Nebennieren-Schwäche
- Kopfschmerzen
- Schmerzen am ganzen Körper
- Arbeitsunfähigkeit

Diagnostik

Ein akuter Infekt mit Covid-19 wird mittels PCR nachgewiesen, ein durchgemachter Infekt mittels Antikörpernachweis im Serum.

Therapie
Akuter Infekt: BIGmed COROVIR/REG
Long-Covid: 2LMIREG, 2LMISEN, BIGmed: LC-Complex

Die Therapie von Long-Covid ist sehr abhängig von der Diagnostik und kann im Rahmen dieses Buches nicht umfassend erläutert werden.

Familie Coronaviridae (Unterfamilie Torovirinae)	
Gattung Torovirus	• Diverse Arten – Gastroenteritis siehe Magen-Darm-Trakt

Einzel(+)-Strang-RNA-Viren mit dsDNA-Zwischenstufe

Familie Retroviridae (Unterfamilie Orthoretrovirinae)	
Gattung Deltaretrovirus	• Humanes T-lymphotropes Virus 1 (HTLV-1) – Adulte T-Zell-Leukämie, Tropische Spastische Paraparese • Humanes T-lymphotropes Virus 2 (HTLV-2) – Leukämie (früher auch: Humanes T-Zell-Leukämie-Virus 2) • Humanes T-lymphotropes Virus 3 (HTLV-3) – unbekannt • Humanes T-lymphotropes Virus 4 (HTLV-4) – unbekannt
Gattung Lentivirus	• Humanes Immundefizienz-Virus Typ 1 (HIV-1) – AIDS • Humanes Immundefizienz-Virus Typ 2 (HIV-2) – AIDS

HIV

Humanes Immundefizienz-Virus Typ 1 (HIV-1) – AIDS
Humanes Immundefizienz-Virus Typ 2 (HIV-2) – AIDS
Krankheitsbild AIDS (S. 248)

Familie Bunyaviridae (Erreger von Arbovirosen)	
Gattung Orthobunyavirus	• Bunyamwera-Virus (Serogruppe) • Batai-Virus (BATV) – grippeähnliche Symptome und Hautausschläge • California-Encephalitis-Virus (Serogruppe) – Encephalitis
Gattung Phlebovirus	• Rift-Valley-Fieber-Virus (3 Subtypen) – Rift-Tal-Fieber • Sandmückenfieber-Virus (SFNV) – Sandfly fever = Sandmückenfieber • Subtyp Karimabad-Virus (KARV) • Subtyp Sandmückenfieber-Virus Sabin (SFNV-Sabin) • Subtyp Teheran-Virus (THEV) • Subtyp Toscana-Virus (TOSV) – Pappataci-Fieber • Serotypen: Toskana (T), Sizilien (S) und Neapel (N)
Gattung Nairovirus	• Krim-Kongo-Fieber-Virus (Serogruppe): – Subtyp Krim-Kongo-Hämorrhagisches-Fieber-Virus (CCHFV) – Krim-Kongo-Fieber – Subtyp Hazara-Virus (HAZV) – Krim-Kongo-Fieber – Subtyp Khasan-Virus (KHAV) – Krim-Kongo-Fieber
Gattung Hantavirus	• Hanta-Virus (4 Subtypen) – hämorrhagisches Fieber, Nephyritis • Seoul-Virus (Serogruppe) – hämorrhagisches Fieber • Prospect-Hill-Virus (2 Subtypen) – hämorrhagisches Fieber • Puumala-Virus (Serogruppe) – hämorrhagisches Fieber, Pneumonie, Nephritis • Dobrava-Belgrad-Virus – hämorrhagisches Fieber • Tula-Virus – hämorrhagisches Fieber • Sin-Nombre-Virus (Serogruppe) – hämorrhagisches Fieber mit schwerem Lungenödem

▶

Familie Filoviridae	
Gattung Marburg-Virus	• Lake-Victoria-Marburgvirus (Serogruppe) – Marburg-Fieber (hämorrhagisches Fieber)
Gattung Ebolavirus	• Zaire-Ebolavirus (ZEBOV) Serogruppe – Ebolafieber (hämor-rhagisches Fieber) • Sudan-Ebolavirus (SEBOV) Serogruppe – Ebolafieber (hämorrhagisches Fieber) • Reston-Ebolavirus (REBOV) Serogruppe – nicht humanpathogen, nur bei Makaken und Schweinen hämorrhagisches Fieber • Côte-d'Ivoire-Ebolavirus (CIEBOV) Serogruppe – Ebolafieber (hämorrhagisches Fieber) • Bundibugyo-Ebolavirus (BEBOV) Serogruppe – Ebolafieber (hämorrhagisches Fieber)

Familie Orthomyxoviridae (Grippe-Viren)	
Gattung Influenzavirus A – Influenza (Grippe)	• **Influenzavirus A-Variante H1N1** – Influenza (Grippe) • **Influenzavirus A-Variante H3N2** – Influenza (Grippe) • (aviäres) **Influenzavirus-A-Variante H5N1**, hoch pathogenes aviäres **Influenzavirus (HPAIV) – „Vogelgrippe"**, bei Tieren, auch auf den Menschen übertragbar, aber kaum von Mensch zu Mensch
Gattung Influenzavirus B – Influenza (Grippe)	• Influenzavirus B/Victoria-Linie – Influenza (Grippe) • Influenzavirus B/Yamagata-Linie – Influenza (Grippe)
Gattung Influenzavirus C – Influenza (Grippe)	• Influenza (Grippe)
Gattung Influenzavirus D – Influenza (Grippe)	• Influenza (Grippe)

Grippeviren

Symptome

- Frieren und Schüttelfrost
- Fieber bis 39 °C
- Krankheitsgefühl
- Schwäche
- Müdigkeit
- Schmerzen am ganzen Körper
- Kopfschmerzen
- Atemwegssymptome:
  - kratzende Halsschmerzen
  - brennendes Gefühl in der Brust,
  - trockener Husten und Schnupfen
  - Verlust von Geruchs- und Geschmackssinn
- Die Beschwerden können 6 – 8 Wochen anhalten

Komplikationen

- Lungenentzündung (Pneumonie), die viral, bakteriell oder beides sein kann

Diagnostik

Die Antikörper IgA, IgM und IgG können im Serum nachgewiesen werden. Grippeviren mutieren sehr schnell, es kommt jedoch nicht zu Reaktivierungen.

Therapie

Es gibt verschiedene Anbieter, die jedes Jahr eine neue saisonale Grippe-Nosode herstellen; INFLUENZAREG

Präventiv: vor Grippe-Saison 2 Monate lang 2LEID plus Grippe-Nosode oder INFLUENZAREG.

Familie Paramyxoviridae	
Gattung Avulavirus	• Humanes Parainfluenzavirus (Typ 1, 3) – Erkältung, Parainfluenza
Gattung Morbyillivirus	• Masernvirus – Masern (S. 65)
Gattung Henipavirus	• Hendra-Virus, (früher Equines Morbillivirus) – Pneumonie; Enzephalitis • Nipah-Virus – Pneumonie; Enzephalitis
Gattung Rubulaviren	• Humanes Parainfluenzavirus (Typ 2, 4) – Erkältung, Parainfluenza • Mumpsvirus – Mumps (S. 66)

Masernvirus – Masern

Erste Symptome

- mäßiges Fieber
- Schnupfen
- Halsschmerzen
- trockener Husten
- aufgedunsenes Gesicht
- Abgeschlagenheit
- Kopf- und Bauchschmerzen
- Verstopfung oder Durchfall
- Bindehautentzündung mit Lichtscheu
- maserntypisch sind sogenannte Koplik-Flecken auf der Mundschleimhaut: umschriebene, kleine, rote Flecken mit weißem Zentrum („Kalkspritzer-Flecken").
- Ab dem dritten Tag rötet sich die gesamte Mund- und Rachenschleimhaut. Außerdem steigt das Fieber stark an.

Symptome im Hauptstadium

- steiler Fieberanstieg
- Masernausschlag: Unregelmäßige, drei bis sechs Millimeter große, zunächst hellrote Flecken, die ineinanderfließen, zunächst hinter den Ohren, dann über den ganzen Körper verteilt; Handinnenflächen und Fußsohlen bleiben ausgespart.

Die Erkrankung kann bis zu 2–3 Wochen dauern, das Immunsystem wird stark geschwächt, weshalb es zu Superinfekten durch andere Erreger kommen kann.

Komplikationen

- durch Superinfekte:
  - Bronchitis
  - Lungenentzündung (Pneumonie)
  - Durchfall-Erkrankungen
- Pseudokrupp
- Enzephalitis
- subakute sklerosierende Panenzephalitis (SSPE)

Masern gehören zu den sogenannten Kinderkrankheiten; einmal durchgemacht, besteht meist lebenslange Immunität. Masernviren können reaktivieren, weshalb es zu Masernsymptomen kommen kann.

Das Masernvirus kann (auch in einer Reaktivierung) neurotrop wirken und neurologische Erkrankungen begünstigen. (S. 168ff)

Diagnostik
Antikörper gegen Masernviren im Serum, IFT oder ELISA

Therapiepflichtig
falls IgA und oder IgM positiv sind

Der ELISA-Test ist nicht linear, man kann deshalb nicht den Referenzwert um ein x-Faches berechnen. Sollte IgG sehr hoch sein, kann man von einer Reaktivierung ausgehen.

Therapie
Erreger-Nosode, VIRUSREG

Mumpsvirus – Mumps

Das Mumpsvirus kann (auch in einer Reaktivierung) neurotrop wirken und neurologische Erkrankungen begünstigen. (S. 168ff).

Ebenso kann eine Pankreatitis und in der Folge ein Diabetes (S. 139) durch eine Reaktivierung des Mumpsvirus entstehen.

Symptome
- Die Erkrankung verläuft sehr oft symptomlos, erst bei einer Titerbestimmung fallen die Antikörper auf.
- grippeähnliche Symptome
- Erkältungsgefühl
- Appetitlosigkeit
- Kopf- und Gliederschmerzen
- Fieber
- entzündliches Anschwellen der Ohrspeicheldrüsen (Parotitis)
- schmerzhafte Schwellung der Speicheldrüsen beim Ohr, im Unterkiefer oder unter der Zunge
- Eine Schwellung im Wangen- und Halsbereich führt zu den typischen „Hamsterbacken".

Komplikationen
- Bei Kindern gibt es kaum Komplikationen, bei Erwachsenen hingegenm kann Mumps problematisch verlaufen.

- Es kann zu einer Beteiligung des zentralen Nervensystems (ZNS) kommen mit: Meningitis oder Enzephalitis
- Innenohrentzündung (Labyrinthitis)
- Entzündung des Gehörnervs (Akustikus-Neuritis)
- bleibende Schwerhörigkeit (Innenohrschwerhörigkeit)
- Hodenentzündung (Orchitis), kann zu Unfruchtbarkeit führen
- Nebenhodenentzündung (Epididymitis)
- Brustentzündung (Mastitis)
- Eierstockentzündung (Oophoritis)
- Bauchspeicheldrüsenentzündung (Pankreatitis)
- Gelenkentzündung (Arthritis)
- Nierenentzündung (Nephritis)
- Blutarmut (Anämie)
- Herzmuskelentzündung (Myokarditis)

Mumps gehört zu den sogenannten Kinderkrankheiten; einmal durchgemacht, besteht meist lebenslange Immunität. Mumpsviren können reaktivieren, weshalb es zu Mumps-Symptomen kommen kann.

Diagnostik
Antikörper gegen Mumpsviren im Serum, IFT oder ELISA

Therapiepflichtig
falls IgA und oder IgM positiv sind

Der ELISA-Test ist nicht linear, man kann deshalb nicht den Referenzwert um ein x-Faches berechnen wollen. Sollte IgG sehr hoch sein, kann man von einer Reaktivierung ausgehen.

Therapie
Erreger-Nosode, VIRUSREG

Familie Pneumoviridae	
Gattung Orthopneumovirus (früher: Pneumovirus)	• RS-Virus • Humanes Respiratorisches Synzytialvirus (HRSV) (Typ A, B)
Gattung Metapneumovirus	• Humanes Metapneumovirus (HMPV) (Typ A1 bis 2, B1 bis 2) – Atemwegsinfektion, Erkältung

RS-Virus

Humanes respiratorisches Synzytial-Virus (HRSV) (Typ A, B)

Das respiratorische Synzytial-Virus (RSV) ist der Erreger saisonaler auftretender akuter Atemwegsinfektionen. Es gibt zwei Virus-Untergruppen: RSV A und RSV B.

Symptome
- Schnupfen
- trockener Husten oder Husten mit Auswurf
- Niesen
- Halsschmerzen
- Fieber
- beschleunigte Atmung

Schwere Verläufe sind selten, immunsupprimierte Personen oder Raucher haben ein erhöhtes Risiko, ebenso Frühgeburten und Kinder mit Trisomie 21.

Diagnostik
Antikörper gegen RS-Viren im Serum

Therapiepflichtig
falls IgA und oder IgM positiv sind

Der ELISA-Test ist nicht linear, man kann deshalb nicht den Referenzwert um ein x-Faches berechnen wollen. Sollte IgG sehr hoch sein, kann man von einer Reaktivierung ausgehen, es kann sich jedoch auch um einen erst kürzlich abgeheilten akuten Infekt handeln.

Therapie
Erreger-Nosode, RSV-REG/MIR, VIRUSREG

Familie Rhabdoviridae	
Gattung Vesiculovirus	• Vesicular-Stomatitis-Indiana-Virus (VSV) – Stomatitis vesicularis (Mundschleimhautentzündung mit Bläschenbildung) bei Tieren, auch auf den Menschen übertragbar
Gattung Lyssayirus	• Rabiesvirus (RABV) (ehemals Genotyp 1) = Tollwutvirus – Tollwut, bei Tieren, auch auf den Menschen übertragbar • Mokola-Virus (MOKV) (ehemals Genotyp 3) – Tollwut, bei Tieren, auch auf den Menschen übertragbar • Duvenhage-Virus (DUVV) (ehemals Genotyp 4) – Tollwut, bei Tieren, auch auf den Menschen übertragbar • Europäisches Fledermaus-Lyssa-Virus 1 + 2 (EBLV-1, -2) (ehemals Genotypen 5 und 6) – Tollwut, bei Tieren, auch auf den Menschen übertragbar • Australisches Fledermaus-Lyssa-Virus (ABLV) (ehemals Genotyp 7) – Tollwut, bei Tieren, auch auf den Menschen übertragbar.

Einzelsträngige DNA-Viren (ssDNA)

Familie Parvoviridae (Unterfamilie Parvovirinae)	
Gattung Dependoparvovirus (alias Dependovirus)	• Spezies Adenoassoziiertes Virus A (AAV-A) Adenoassoziiertes Virus 1 bis 4 (AAV-1 bis AAV-4) • Spezies Adenoassoziiertes Virus B (AAV-B) Adenoassoziiertes Virus 5 (AAV-5)
Gattung Erythroparvovirus (alias Erythrovirus)	• Spezies Primate erythroparvovirus 1 • Parvovirus B19

Parvovirus B19

Parvovirus B19 ist der Erreger der Ringelröteln, einer klassischen Kinderkrankheit, die oft sehr kurz und ohne weitere Komplikationen verläuft.

Komplikationen
Parvovirus B19 ist an folgenden chronischen Erkrankungen ursächlich beteiligt[3]:

- Arthritiden und Arthralgien (siehe rheumatische Erkrankungen S. 198ff)
- Hepatitiden (S. 121)
- Myokarditiden
- In der Schwangerschaft kann es zu Spontanaborten, Totgeburten oder Hydrops fetalis kommen.

Diagnostik
Antikörper gegen Parvovirus B19 IFT oder ELISA im Serum

Therapiepflichtig
falls IgA und oder IgM positiv sind und bei IFT, wenn IgG >4-facher Referenzwert (= Reaktivierung)

Der ELISA-Test ist nicht linear, man kann deshalb nicht den Referenzwert um ein x-Faches berechnen. Sollte IgG sehr hoch sein, kann man von einer Reaktivierung ausgehen, es kann sich jedoch auch um einen erst kürzlich abgeheilten akuten Infekt handeln.

Therapie
Erreger-Nosode, VIRUSREG

3 https://www.aerzteblatt.de/archiv/27694/Parvovirus-B19-Ein-Infektionserreger-mit-vielen-Erkrankungsbildern [abgerufen: 05.09.2022]

Doppelsträngige RNA-Viren (dsRNA)

Familie Reoviridae	
Gattung Rotavirus	• diverse Arten – Gastroenteritis mit Durchfall
Gattung Coltivirus	• Colorado-Tick-Fever-Virus – Colorado-Zeckenfieber

Einzel(+)-Strang-RNA-Viren (ss(+)RNA)

Familie Caliciviridae	
Gattung Norovirus	• Norovirus – Humane Noroviren der Gruppen GGI, GGII und GGIV
Gattung Sapovirus	• Sapovirus (SV) – Gastroenteritis

Norovirus

Humane Noroviren der Gruppen GGI, GGII und GGIV. Das Norovirus löst akute Magen-Darm-Erkrankungen mit heftigem Erbrechen und Durchfall aus.

Symptome

- Übelkeit
- schwallartiges Erbrechen
- Durchfall
- Kopf-, Bauch- und Gliederschmerzen
- leichtes Fieber
- Abgeschlagenheit

Diagnostik

Nachweis mittels PCR aus Stuhl oder Erbrochenem

Noroviren sind hochansteckend, weshalb es sehr wichtig ist, alle Hygienemassnahmen besonders in Krankenhäusern und Pflegeeinrichtungen, Schulen und Kindergärten einzuhalten.

Nach überstandener Erkrankung ist man nicht immun gegen das Norovirus! Dafür sind die Viren zu wandlungsfähig. Es besteht also die Möglichkeit, sich nach einer einmal durchgemachten Norovirus-Infektion erneut anzustecken; es gibt daher auch keine Reaktivierungen.

Familie Hepeviridae	
Gattung Hepevirus	• Hepatitis-E-Virus (HEV)

Hepatitis-E-Virus (HEV)

Es gibt 4 Genotypen des Hepatitis-E-Virus (HEV). Alle können eine akute Virushepatitis verursachen.

Die Genotypen 1 und 2 sind im Trinkwasser durch fäkale Kontamination zu finden. Die meisten Fälle treten bei Reisenden auf, die aus einem Entwicklungsland zurückgekehrt sind.

Genotypen 3 und 4 tritt sporadisch auf, die Übertragung erfolgt durch Lebensmittel, meist durch ungekochtes oder zu wenig gekochtes Fleisch (Schweinefleisch, Hirsch und Krustentiere).

Symptome

- Anorexie
- Unwohlsein
- Übelkeit
- Erbrechen
- Fieber
- Ikterus

Diagnostik

Antikörper gegen Hepatitis-E-Virus im Serum

Bei Hepatitis-Verdacht sollten immer alle Hepatitisviren getestet werden. Bei Hepatitis-Verdacht sollten immer alle Hepatitisviren getestet werden. Die folgenden Untersuchungen zum Screening auf Hepatitisviren A, B, C und E durchgeführt:

- IgM-Antikörper gegen HAV (IgM anti-HAV)
- Hepatitis-B-Oberflächenantigen (HBs Ag)
- IgM-Antikörper gegen Hepatitis-B-core (Anti-HBc-IgM)
- Antikörper gegen Hepatitis-C-Virus (anti-HCV) und Hepatitis-C-RNA (HCV-RNA)
- Antikörper gegen Hepatitis E (IgM)

Therapiepflichtig

falls IgA und oder IgM positiv sind

Der ELISA-Test ist nicht linear, man kann deshalb nicht den Referenzwert um ein x-Faches berechnen. Sollte IgG sehr hoch sein, kann man von einer Reaktivierung (äußerst selten) ausgehen.

Bei einem positiven Befund sollte eine Hepatitis E behandelt werden.

Beschreibung des Krankheitsbildes Hepatitis (S. 121).

Therapie
Das Mittel 2LHC ist auch für die Hepatitis E (auch B, C, D) entwickelt worden. Bei hyperaktivem Immunsystem verwendet man 2LHCX.

Familie Picornaviridae	
Gattung Enterovirus	• Poliovirus Typ 1–3 – Kinderlähmung (Poliomyelitis) • Coxsackievirus • Echovirus • Enterovirus
Gattung Hepatovirus	• Hepatitis-A-Virus – Hepatitis A
Gattung Rhinovirus	• Humane Rhinoviren-1 A (HRV-1 A) oder 1 B bis 100 – Erkältung

Die Enteroviren sind für die MIT von Bedeutung, Es gibt davon vier:

- Polioviren
- Coxsackieviren
- Echoviren
- Enterovirus

Poliovirus Typ 1–3 – Kinderlähmung

Polioviren kommen mit 3 Serotypen vor. Der Typ 1 führt am häufigsten zu Lähmungen und war die häufigste Ursache von Epidemien. Der Mensch ist das einzige natürliche Reservoir. Die Infektion ist hoch ansteckend und wird durch direkten Kontakt übertragen.

Asymptomatische oder milde Verläufe sind weit häufiger als schwere Verläufe, wodurch ein epidemischer Ansteckungsverlauf begünstigt wird. Bei Infektion tritt das Virus in den Liquor ein, dadurch wird das Rückenmark und Gehirn geschädigt, was zu Lähmungen führt.

Polioviren gehören zu den neurotropen Viren.
Durch Impfkampanien und Durchimpfung wurde die Kinderlähmung fast ausgerottet.

Symptome

Bei Kleinkindern verläuft eine Polymyelitis meist mit geringen Symptomen wie:

- 1–3 Tage leichtes Fieber
- Krankheitsgefühl
- Kopfschmerzen
- Halsschmerzen
- Erbrechen
- Es kann zu einer aseptischen Meningitis ohne Lähmungsanzeichen kommen mit
  - Nackenschmerzen
  - Kopfschmerzen.

Bei der paralytischen Poliomyelitis kommt es zu:

- tiefen Muskelschmerzen
- Hyperästhesie
- Parästhesien
- aktiver Meningitis
- Harnverhalten
- Muskelspasmen
- Dysphagie
- zentraler respiratorischer Insuffizienz
- zentraler Störung der Atmung und Kreislaufregulation

Diagnostik

- virale Kultur (Stuhl, Rachen und Liquor). Das Poliovirus ist während der Inkubationszeit im Rachen und Stuhl vorhanden und persistiert nach dem Beginn der Beschwerden 1–2 Wochen im Rachen und ≥3–6 Wochen im Stuhl.
- Lumbalpunktion
- reverse Transkriptase-Polymerase-Kettenreaktion von Blut oder Liquor
- serologische Tests bei Poliovirus-Serotypen, Enteroviren und West-Nil-Virus

Reaktivierung

Eine Reaktivierung von Polioviren ist nicht ausgeschlossen, eventuell führen auch diese zu einer Art Postpolio-Syndrom (siehe Kasten). Bei MS-Patienten (S. 189) findet man sehr oft stark erhöhte IgG Polio-Antikörper. Leider stellen nicht mehr alle Labore die einzelnen Antikörpertests für Polio 1, 2 und 3 zur Verfügung.

Therapie

Eine Therapie der Kinderlähmung dürfte in unseren Praxen kaum vorkommen. Jedoch ist das Postpolio-Syndrom wesentlich häufiger, als angenommen wird.

Postpolio-Syndrom

Manche Polio-Patienten entwickeln ein Postpolio-Syndrom oder eine Postpolio-Neuropathie Jahre oder Jahrzehnte nach einer paralytischen Poliomyelitis. Da bei der Impfung bis 1998 Lebendimpfstoffe verwendet wurden, kann eventuell auch durch eine vor 1998 verabreichte Impfung eine Postpolio-Neuropathie entstehen.

Das Postpolio-Syndrom ist im englischen Sprachraum wesentlich bekannter als bei uns.

Die Definition des Postpolio-Syndroms ist eine eigenständige Erkrankung in Abgrenzung zu „reine" Spätfolgen nach Poliomyelitis und andererseits gegen andere Vorderhornerkrankungen, wie die ALS.

Eine wichtige Voraussetzung des Syndroms ist eine akute Poliomyelitis mit Lähmungen in der Vorgeschichte, danach zumindest teilweise funktionelle Besserung.

Symptome

Nach einer langen stabilen Periode (üblicherweise mehr als 15 J.) Entwicklung einer neuen Störung mit:

- Schwäche
- Abnahme der Muskelmasse
- Schmerzen
- Ermüdbarkeit oder vermehrter muskulärer Erschöpfung

Diagnostik

Vorgeschichte mit durchgemachter Polio und erneute Labordiagnostik

Therapie

Erreger-Nosode, VIRUSREG

Coxsackievirus

Coxsackievirus gehört zu den Enteroviren; es gibt verschiedene Subtypen von Coxsackieviren.

Coxsackievirus A/B verursacht von grippalem Infekt bis Meningitis, Pankreatitis oder Myocarditis, selten auch Lähmungen

Coxsackievirus B1 (CVB-1) bis B 6 nur grippale Infekte.

Symptome

Coxsackieviren sind neurotrop und sollten bei der Abklärung von neurologischen Erkrankungen (S. 168ff) berücksichtigt werden.

Eine aseptische Meningitis ist am häufigsten bei Säuglingen und Kindern. Bei einer enteroviralen aseptischen Meningitis kann ein begleitendes Exanthem auftreten. Nur selten kommt es zu einer potenziell schweren Enzephalitis, weshalb Coxsackieviren zu den neurotropen Viren gehören.

Da es bei einem Infekt mit Coxsackieviren zu einer Pankreatitis kommen kann, kann Coxsackievirus ursächlich an der Entstehung eines Diabetes beteiligt sein (S. 139).

Weitere Symtome:

- Hämorrhagische Konjunktivitis (sehr selten)
- Erbrechen und Diarrhö
- Myoperikarditis mit:
  - Schmerzen in der Brust
  - Herzrhythmusstörungen
  - Herzinsuffizienz
- Exantheme im Gesicht, Hals-, Brust- und Extremitätenbereich
- Infektionen der Atemwege mit:
  - Fieber
  - Schnupfen
  - Pharyngitis
  - Bronchitis und interstitiellen Pneumonie

Diagnostik
Antikörper gegen Coxsackieviren im Serum

Therapiepflichtig
falls IgA und oder IgM positiv sind

Der ELISA-Test ist nicht linear, man kann deshalb nicht den Referenzwert um ein x-Faches berechnen. Sollte IgG sehr hoch sein, kann man von einer Reaktivierung ausgehen.

Therapie
Erreger-Nosode, VIRUSREG

Echovirus

Echovirus verursacht Exantheme, Enantheme, Infektionen des oberen Respirationstrakts (Erkältung), Herpangina, Myoperikarditis, verstreute (disseminierte) Infektion bei Neugeborenen, chronische Meningoenzephalitis bei immunsupprimierten Patienten, Meningitis, Enzephalitis, selten Paralyse.

Enterovirus

Humanes Enterovirus 70 (EV-70) – akute hämorrhagische Konjunktivitis
Humanes Enterovirus 71 (EV-71) – Meningoenzephalitis, Hautausschlag und poliomyelitis ähnliches Syndrom = Hand-Fuß-Mund-Krankheit

Hepatitis-A-Virus – Hepatitis A

Das Hepatitis-A-Virus die häufigste Ursache der akuten Virushepatitis und wird meist durch Lebensmittel übertragen.

Die akute Hepatitis verursacht keine chronische Hepatitis oder Zirrhose.

Symptome
Typische Manifestationen einer Virushepatitis mit:

- Anorexie
- Unwohlsein
- Fieber
- Übelkeit und Erbrechen
- Ikterus

Diagnostik
Nachweis von Antikörpern im Serum

Bei Hepatitis-Verdacht sollten immer alle Hepatitisviren getestet werden. Die folgenden Untersuchungen zum Screening auf Hepatitisviren A, B und C durchgeführt:

- IgM-Antikörper gegen HAV (IgM anti-HAV)
- Hepatitis-B-Oberflächenantigen (HBs Ag)
- IgM-Antikörper gegen Hepatitis-B-core (Anti-HBc-IgM)
- Antikörper gegen Hepatitis-C-Virus (anti-HCV) und Hepatitis-C-RNA (HCV-RNA)

Wenn der IgM-Anti-HAV-Test positiv ist, wird eine akute Hepatitis A diagnostiziert.

Therapiepflichtig
falls IgA und oder IgM positiv sind

Es gibt keine Chronifizierung der Hepatitis A, es kommt auch nicht zu Reaktivierungen.

Therapie
2LHA bis zum Abklingen der Symptome, täglich eine Kapsel

Mikroorgansimen

Ein Verdacht auf Mikroorganismen (Parasiten) besteht wenn im Immunstatus eine Aktivität im extrazellulären Bereich zu sehen ist (erhöhte T4-Lymphozyten) und Gesamt-IgE erhöht sind, jedoch keine bekannte Allergie vorhanden ist.

Protozoen

Die wichtigsten Darmprotozoen-Erreger sind
- Cryptosporidium species
- Cyclospora cayetanensis
- Cystoisospora (Isospora)
- Entamoeba histolytica
- Giardia duodenalis (früher bekannt als G lamblia, G intestinalis)

Diagnostik
Stuhluntersuchungen auf Parasitenantigene oder DNA und mikroskopische Untersuchungen des Stuhls auf Zysten oder Organismen sind notwendig.

Fäkale Antigentests, die sensitiv und spezifisch sind für:
- Cryptosporidium spp.
- Entamöba histolytica
- Giardia duodenalis (Lanblien)

Molekulare Diagnostik mittels PCR-basierter Assays ist für viele enterale Protozoen verfügbar.

Systemische Protozoenerkrankungen

- Malaria
- Babesiose
- Leishmaniose
- Chagas-Krankheit
- Afrikanische Trypanosomiasis

Toxoplasmose

Die Toxoplasmose ist eine Infektionskrankheit, die durch den Parasiten Toxoplasma gondii verursacht wird. Sie zählt zu den Krankheiten, die zwischen Tieren und Menschen übertragbar ist (Zoonose). Eine Übertragung erfolgt häufig durch Katzen oder durch den Verzehr von rohem Fleisch.

Symptome
Die Toxoplasmose verläuft bei gesundem Immunsystem sehr oft ohne Symptome.
Selten kommt es zu grippeähnlichen Symptomen:

- leichtes Fieber
- Kopf- und Gliederschmerzen
- Müdigkeit
- Lymphknotenschwellung
- Selten kann es zu Augeninfektionen kommen.

Bei immungeschwächten Patienten kann eine Enzephalitis entstehen mit folgenden Symptomen:

- Kopfschmerzen
- Fieber
- Wesensveränderungen
- Lähmungen
- epileptischen Anfälle

Die Toxoplasmose kann sich auch symptomlos chronifizieren, weshalb sie für die Mikroimmuntherapie relevant ist.

Toxoplasmose-Infektion in der Schwangerschaft führt im ersten Trimenon meist zu Tot- oder Fehlgeburt, es können folgende Schäden beim Kind entstehen:

- Vergrößerung von Leber und Milz (Hepatosplenomegalie)
- Ikterus
- Myokarditis
- Interstitielle Pneumonie
- Wasseransammlung in der Schädelhöhle („Wasserkopf", Hydrozephalus)
- Entzündung der Netz- und Aderhaut im Auge (Chorioretinitis).
- Verkalkungen innerhalb des Schädels (intrakranielle Verkalkungen)

Tritt eine Toxoplasmose in der späteren Schwangerschaft auf, kann das Neugeborene folgende Folgeschäden erleiden, die zum Teil bis zu 20 Jahren nach der Geburt auftreten können:

- Schielen (Strabismus)
- Taubheit
- Epilepsie

- Auch eine psychomotorische Entwicklungsverzögerung (Retardierung) zählt zu den möglichen Spätfolgen einer im Mutterleib erworbenen Toxoplasmose.

Diagnostik
Die Diagnostik der Toxoplasmose gehört zur Standardserologie der Mikroimmuntherapie. Sie wird mittels IFT im Serum bestimmt.

Therapiepflichtig
IFT: falls IgM positiv ist und oder bei mehr als 4-fach erhöhten IgG-Werten

Der ELISA-Test ist nicht linear, man kann deshalb nicht den Referenzwert um ein x-Faches berechnen wollen. Sollte IgG sehr hoch sein, kann man von einer Reaktivierung ausgehen.

Therapie
2LTOXO, bei gleichzeitig hyperaktivem Immunsystem: 2LXFS

Helminthen (Würmer)

Man unterscheidet folgende Stämme von Helminthen:

- Plathelminthes (Plattwürmer)
- Trematoden (Saugwürmer)
- Schistosoma mansoni (Darmegel)
- Schistosoma haematobium (Blasenegel)
- Leberegel
- Cestoden (Bandwürmer)
- Taenien: Taenia saginata (Rinderbandwurm) und Taenia solium (Schweinebandwurm)
- Echinokokken: z. B. Echinococcus multilocularis (Fuchsbandwurm) und Echinococcus granulosus (Hundebandwurm)
- Nematoden (Fadenwürmer, Rundwürmer)
- Ascarides (Spulwürmer): z. B. Ascaris lumbricoides
- Oxyuren (Madenwürmer): z. B. Enterobius vermicularis
- Ancylostoma duodenale (Hakenwurm)
- Filarien: z. B. Wuchereria bancrofti, Loa loa und Onchocerca volvulus
- Evtl. können auch die Acanthocephala (Kratzer) und die Pentastomida (Zungenwürmer), die den Arthropoden zugerechnet werden, zu den Helminthen gezählt werden.

Symptome

- gastrointestinalen Störungen:
  - Bauchkrämpfe
  - Durchfall
- Würmer ernähren sich mit, weshalb es zu Gewichtsverlust kommen kann.
- Vitamin-B_{12}-Mangel
- selten Ileus (Darmverschluss)
- allergische Hautreaktionen

Diagnostik

- Immunstatus (extrazelluläre Belastung)
- Eosinophile Granulozyten erhöht
- Gesamt-IgE eventuell erhöht
- Wurmbefall kann in Stuhl oder Urin nachgewiesen werden.

Im Stuhl:
- Schistosoma mansoni
- Schistosoma haematobium
- Schistosoma japonicum
- Taenia
- Hymenolepis nana
- Hymenolepis diminuta
- Enterobius vermicularis
- Trichuris trichiura
- Ascaris lumbricoides und andere Würmer
- Im Urin findet man Schistosoma haematobium bei einer urogenitalen Schistosomiasis.

Madenwürmer (Oxyuren) legen ihre Eier im Bereich des Anus ab, was zu erheblichem Juckreiz führt. Die Eier können mittels eines Tesastreifens auf einen Objektträger gebracht werden und so dann unter dem Mikroskop gefunden werden.

Bei der Echinokokkose ist der Mensch Zwischenwirt. Die Diagnose kann mittels Leberultraschalls gestellt werden.

Praxiserfahrung
Es ist oft äußerst schwierig, Würmer nachzuweisen. Die Autorin verwendet ein Diagnostik-system (Oberon), welches einen sehr genauen Nachweis von Parasiten erbringen kann.

Therapie
Die Therapie ist in der Regel medikamentös, z. B. Mebendazol.

In der Naturheilkunde gibt es einige Phytotherapeutika und Nahrungsergänzungsmittel, die gegen Wurmbefall eingesetzt werden können.

Die Autorin verwendet gerne eine Kombination aus:
- Extrakt aus der grünen Hülle der schwarzen Walnuss
- Wermutkraut-Extrakt
- Gewürznelken

Bei (kleinen) Kindern genügt es oft, über einen längeren Zeitraum 3–4 Wochen regelmässig eine Mixtur von Extrakt aus der grünen Hülle der schwarzen Walnuss und Wermutkraut-Extrakt zu geben (10 Tropfen in Obstsaft, weil sehr bitter).

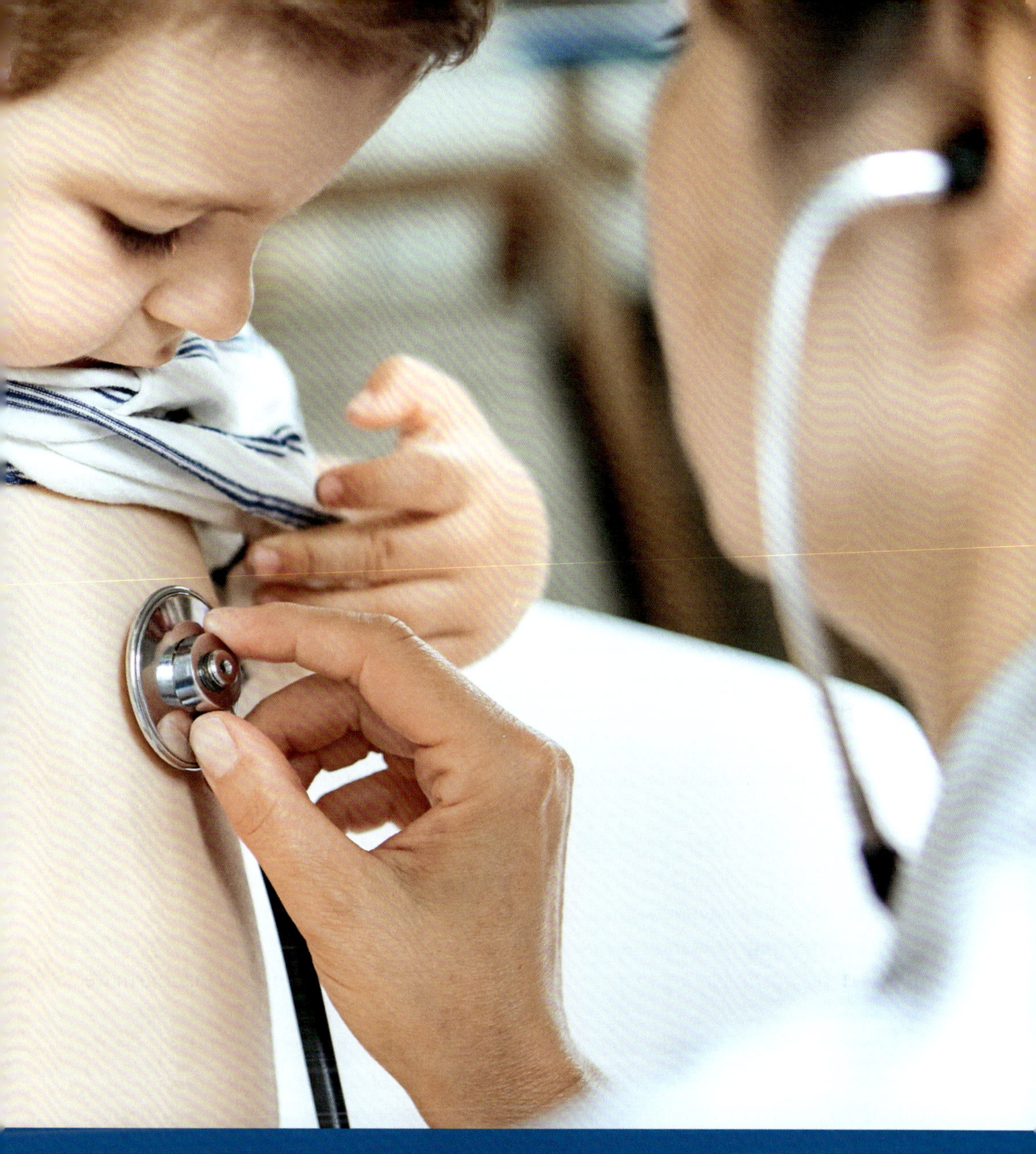

Teil 2
Krankheiten

Allergische Erkrankungen

Allergien sind bereits in der frühen europäischen Geschichte bekannt gewesen, wobei man sich in deren Überlieferung nicht ganz sicher ist.

Aus der Geschichte der Allergologie:

„Den Allergologen gefällt es in Pharao Menes von Ägypten den ersten Allergiker in der Weltgeschichte zu identifizieren.

Von der griechisch-römischen Antike gibt es aufgrund von Informationen aus Grabinschriften, bibliographischen Notizen, Reiseberichten u. a. Hinweise dafür, dass die römischen Kaiser Octavianus Augustus, Claudius und Britannicus möglicherweise an einer allergischen Krankheit litten.

König Richard III. aus England wird auch gerne als der erste Erdbeerallergiker in der Literatur angesehen, aber auch hier ist diese Aussage sehr umstritten, gar unwahrscheinlich.

Der erste testmäßig nachgewiesene Graspollenallergiker dürfte der englische Arzt Charles Harrison Blackley gewesen sein, der die erste klassische Beschreibung seiner seit Kindheit saisonal wiederkehrenden saisonalen Rhinokonjunktivitis und im Laufe der Jahre später auftretenden tracheobronchialen Symptomatik gab und an sich selber Graspollen mit positivem Ergebnis testete."[4]

Eine Allergie ist per Definition eine immunitäre Reaktion auf etwas „Fremdes". Damit es zu einer solchen Reaktion kommen kann, müssen die Allergene (Allergie auslösenden Substanzen) durch die äussere Schutzschicht, Haut, Schleimhäute, Magen-Darm-Trakt oder Blutgefässe in das darunterliegende Gewebe gelangen, wo es zu einer extrazellulären Reaktion kommt.

Immunitärer Reaktionsweg

Vereinfacht dargestellt, geschieht Folgendes im Immunsystem:
Ein Allergen dringt durch die Schleimhaut ins Gewebe. Dort wird es als „fremd" eingestuft, die antigenpräsentierende Zelle präsentiert das Antigen zusammen mit einem

4 https://www.researchgate.net/publication/344401834_Aus_der_Geschichte_der_Allergologie_Auf_der_Suche_nach_dem_ersten_Allergiker_in_der_Weltliteratur

Molekül der Humanes-Leukozyten-Antigen-(HLA)-Klasse II. Es kommt zur Ausschüttung von eosinophilen Granulozyten, welche die Kapillaren für immunkompetente Zellen öffnen. Im Weiteren werden Zytokine der TH2-Zellen, insbesondere IL-4, IL-10 und IL-13 ausgeschüttet, welche die B-Lymphozyten zur Produktion von IgE anregen. Es werden Mastozyten angeregt, um Histamin zu produzieren. Das Histamin führt zu den bekannten allergischen Symptomen.

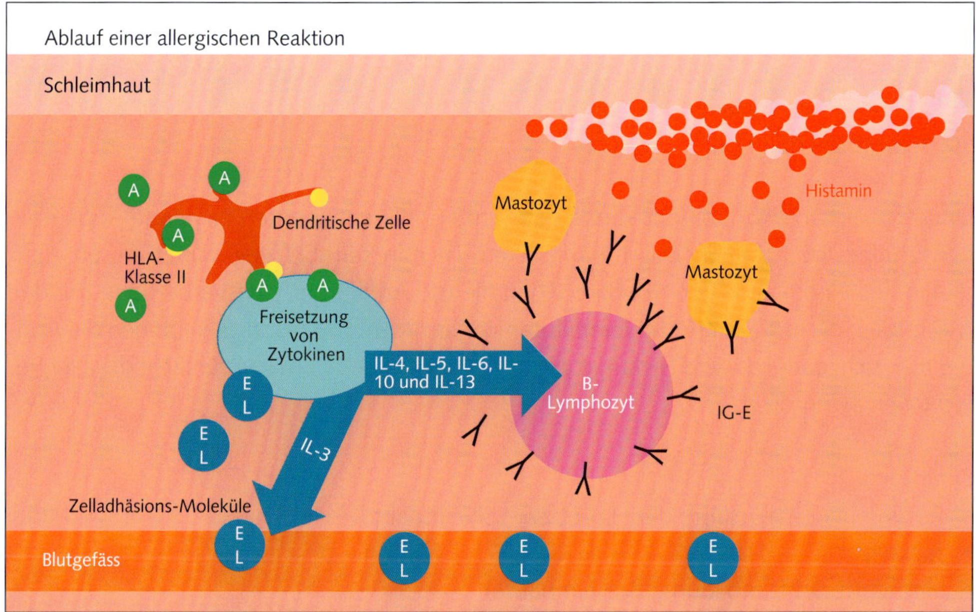

Abb. 2

Immunologische Einteilung

Es werden vier Allergietypen unterschieden, je nach immunologischer Reaktion auf ein Allergen.

Die Immunreaktionen laufen meistens in mehreren, komplexen Schritten ab, die von verschiedenen Mediatoren und Zytokinen gesteuert werden. Die ersten drei Allergietypen werden humoral vermittelt, der vierte Allergietyp läuft hingegen via T-Zellen ab.

Typ I: Die Allergie vom Soforttyp

Allergien Typ I sind zum Beispiel:
- allergischer Schnupfen (allergische Rhinitis)
- Nesselausschlag (Urtikaria)
- Pollenallergien
- Insektengiftallergien
- einige Arzneimittel- oder Nahrungsmittelallergien

Allergische Reaktionen vom Soforttyp können auch einen schweren Verlauf zeigen, denn es kann zu einer massiven Histaminfreisetzung kommen, was einem anaphylaktischen Schock entspricht.

Unmittelbar nach Kontakt mit einem bestimmten Allergen werden passende Antikörper der Gruppe IgE gebildet. Das Immunsystem ist nun sensibel gegenüber diesen Antigenen. Bei einem erneuten Kontakt bilden die IgE-Antikörper eine Verbindung mit den Mastzellen, die in Haut und Schleimhäuten vorkommen. Die Mastzellen binden die Antigene an sich, dadurch wird Histamin ausgeschüttet. Das Histamin verursacht die allergietypischen Symptome.

Symptome
- Rötung und Schwellung der Haut bzw. Schleimhaut
- Juckreiz
- vermehrte Schleimbildung (Schleimhäute)
- geschwollene Nasenschleimhaut
- vermehrte Bildung von Nasensekret und Tränenflüssigkeit
- Niesen und Juckreiz in Nase und Augen
- Bei allergischer Reaktion (Kontaktallergie) der Haut bildet sich ein Ekzem infolge der Histaminausschüttung (Quaddelbildung Juckreiz und Rötung).

Bei Nahrungsmittelallergien wird durch Histamin und andere Mediatoren eine Entzündung der Schleimhaut des Magen-Darm-Traktes ausgelöst.

Symptome können sein:
- Juckreiz und Brennen im Mund
- Übelkeit
- Erbrechen
- Durchfall und Bauchschmerzen
- Häufig tritt bei Nahrungsmittelallergien zusätzlich ein atopisches Ekzem auf.

Beim allergischen Asthma (S. 92) findet die Typ-I-Reaktion in der Lunge statt:

- Es kommt zu Schwellungen.
- übermässige Schleimbildung der Schleimhaut in den Atemwegen
- Die Bronchien verkrampfen und verengen sich, Atemnot stellt sich ein.

Typ II: Die zytotoxische Reaktion

Typ-II-Reaktionen sind selten. Sie treten innerhalb von Minuten oder wenigen Stunden auf. Ein Beispiel für eine Reaktion dieses Allergietyps ist die Zerstörung der roten Blutkörperchen nach einer Bluttransfusion mit einer unpassenden Blutgruppe.

Typ III: Die Immunkomplexbildung

Allergische Reaktionen vom Typ III können bereits Stunden oder Tage, manchmal aber auch erst Monate nach der Allergeneinwirkung auftreten. Allergene und Antikörper können sich „verkleben" und bilden Immunkomplexe, die vom Immunsystem als fremd eingestuft werden. Die Antigene sind frei löslich und befinden sich nicht wie bei Typ II auf der Oberfläche von körpereigenen Zellen.

Ursächlich sind chronische Infekte (zum Beispiel mit Streptokokken, Parasiten oder Viren, sicherlich immer auch EBV), Autoimmunprozesse sowie die Belastung mit bestimmten Umweltallergenen (Schimmelpilze, Taubenantigene). Die Symptome sind vielfältig und davon abhängig, wo sich die Immunkomplexe ablagern, wobei sich an den betroffenen Organen oder Gewebetypen schmerzhafte Funktionseinschränkungen entwickeln. Bei der Taubenzüchter- oder Farmerlunge geschieht dies zum Beispiel in der Lunge.

Typ IV: Die zelluläre Immunantwort

Allergien dieses Typs können sich unbemerkt über Jahre entwickeln, dann aber plötzlich sehr heftige Immunreaktionen auslösen. Hierbei greifen T-Lymphozyten gemeinsam mit Helferzellen eingedrungene Fremdkörper direkt an. Es handelt sich um eine zellvermittelte Reaktion.

Antikörper wie das IgE spielen keine Rolle.

Mögliche Ursachen von Allergien

Grundsätzlich handelt es sich um einen Verlust des Schutzes durch Haut und Schleimhäute. Die kann durch chronische Entzündungen oder Parasiten geschehen. Eine durchlässige Darmschleimhaut (Leaky Gut) ist fast sicher an Lebensmittelallergien beteiligt.

Auch Medikamente stehen im Verdacht, Schleimhautveränderungen zu fördern. Dies können sein (unvollständige Aufzählung):

- Antibiotika
- Protonen-Pumpen-Hemmer (Magensäure-Blocker)
- Betablocker
- Blutdrucksenker
- Lipidsenker
- Impfungen[5]

Nanopartikel können ebenso Allergien verursachen. Sind Fremdstoffe sehr klein, können sie die natürlichen Schutzschichten durchbrechen und gelangen in das Gewebe.

Das können sein (unvollständige Aufzählung):

- Kuhmilcheiweiße (homogenisierte Milch)
- Plastikpartikel in der Nahrungskette
- Lebensmittelzusätze
- Konservierungsmittel
- Herbizide
- Pestizide
- Düngemittel
- Pollen von Gräsern und Bäumen
- Zigarettenrauch
- Abgase
- Feinstaub
- Mehl
- Hausstaub
- hohe Ozonbelastung der Luft
- Tierhaare und -hautschuppen
- Kot von Insekten und Parasiten (Hausstaubmilben)
- Nanopartikel in Kosmetika und Zahnpasta
- Farben und Lacke (inhalativ)

5 Durch Impfung kann zum Beispiel eine Allergie auf Hühnereier entstehen, weil die Erreger für Impfstoffe auf Hühnereiern gezüchtet werden. Oder es kommt zu Allergien auf Inhaltsstoffe und Konservierungsstoffe. Bei Impfungen wird der immunitäre Schutz (Haut, Schleimhaut) durch die Injektion umgangen.

- Tattoo-Farben (subkutan)
- Schwer- und Leichtmetalle
- Schimmelpilze
- (Darm-)Parasiten

Da wir immer auch epigenetische Polymorphismen in Betracht ziehen müssen, kann immer auch ein Epstein-Barr-Virus in der Reaktivierung zur allergischen Disposition beitragen!

Allergien betreffen die HLA-Klasse II, insbesondere:
- HLA-Dw2
- DR2, DR3 und DR5
- Bienengift = HLA-DR7

Diagnostik
Eine Allergie wird immer über die IgE bestimmt, während Intoleranzen (diese können mit IgG4 bestimmt werden) keine Allergien darstellen. Auch gibt es genetisch bedingte Intoleranzen wie z. B. die genetisch bedingte Laktose-Intoleranz – ein Ausdruck des fehlenden Enzyms Laktase. Es ist in diesen Fällen kein spezifisches IgE nachweisbar.

Immunstatus
Im Immunstatus sieht man typischerweise eine extrazelluläre Kathedrale, T4-Lymphozyten steigen, auch die B-Lymphozyten können erhöht sein.

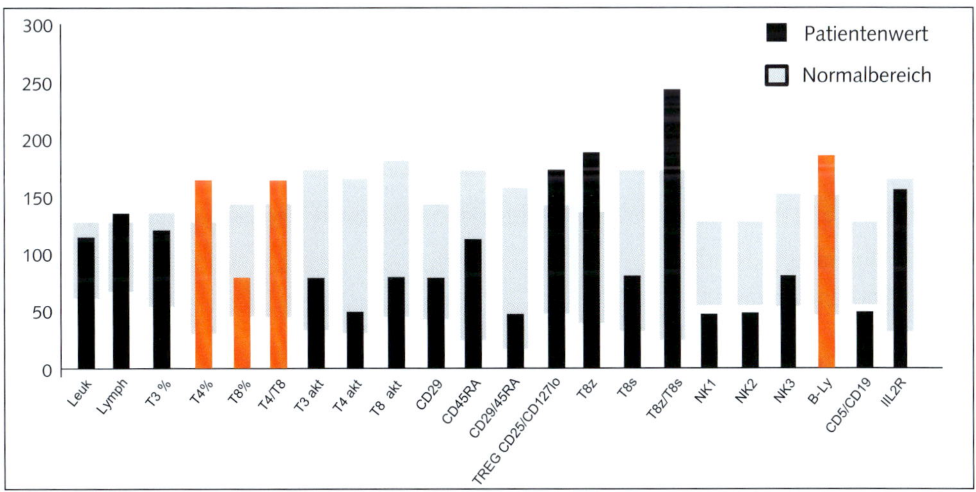

Abb. 3: Beispiel Immunstatus bei Allergie

Es lohnt sich bei unklaren allergischen Reaktionen das TH1/TH2-Verhältnis zu überprüfen.

Bei Allergien kann man von einer TH2-Dominanz ausgehen. Diese zeigt sich auch im Immunstatus, d. h. T4-Lymphozyten sind erhöht, T8-Lymphozyten erniedrigt (außer bei einer Blockade des extrazellulären Bereiches).

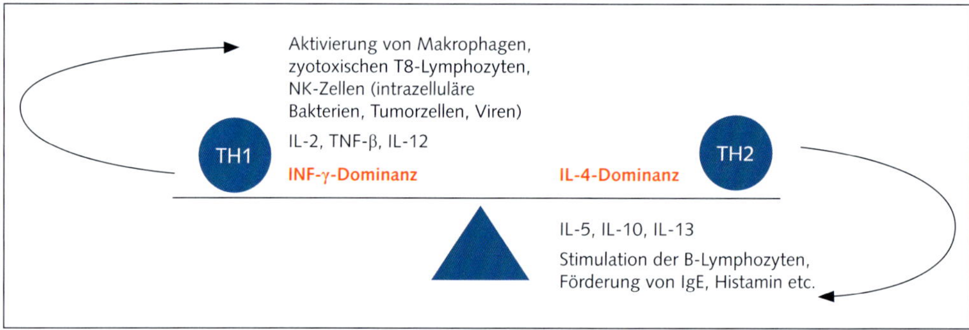

Abb. 4: Darstellung von TH1- und TH2-Balance

Weitere Diagnostik

MIT-Standardserolgie
Im Blut/Serum:

- eosinophile Granuozyten
- Gesamt-IgE
- IgE spezifischer Allergene
- Zonulin bei Leaky Gut (durchlässige Darmschleimhaut) im Serum, jedoch besser im Stuhl
- Nährstoffanalyse
  - Vitamine
  - Mineralien
  - Spurenelemente

Stuhldiagnostik:

- Histamin im Stuhl
- Zonulin im Stuhl
- Dysbiose (Mikrobiom)
- Stuhluntersuchungen auf Parasiten und Entzündungsfaktoren

Aus Erfahrung sind Parasiten sehr schwer nachzuweisen. In der Praxis verwenden wir deshalb die NLS-Diagnostik mittels System Oberon®.

Therapie

- 2LALERG täglich 1 Kapsel, wenn akut, bis zu 3 Kapseln täglich
- BIGmed: z. B. A-COMPLEX bestehend aus: TH-2-REG+ EOSINOREG+GUTREG+MAS-TREG 1 Kapsel täglich von Montag bis Freitag
- Weglassen von Allergenen (Lebensmittel)
- Darmsanierung (gemäß entsprechender Diagnostik)
- gegebenenfalls Parasitenkur[6]
- Behandlung von Leaky Gut (z. B. Synerga, Colibiogen, Heilpilze wie Hericium und Pleurotus)
- Impfausleitung (S. 278)
- Komplexmittel aus: IgE und Pulminhistamin aa C30 plus IL-4 und IL-13 aa C9 (magistrale Apothekenherstellung) jeweils täglich 2 Granula sublingual
- Substitution bei Mängeln

Therapiedauer und Erfahrung

Bei saisonaler Allergie, wie z. B. Heuschnupfen, Pollen- und Gräserallergien beginnt man am besten ca. 6 Monate vor der Allergiesaison mit der täglichen Gabe von 1 Kapsel 2LALERG.

Während der Allergiesaison sollte man akut bis zu 3 Kapseln täglich geben.
Wenn die Ursachen gut abgeklärt werden, kann man Allergien hervorragend therapieren.
Erfahrungsgemäß werden Allergene nach einem Zyklus von 6 Monaten in der ersten Saison wesentlich besser toleriert. In der Akutphase kann man weiterhin mit 2LALERG unterstützen. In der zweiten Saison ist eine Pollenallergie meist kaum mehr spürbar.

6 Für die Behandlung von Parasiten haben sich pflanzliche Mittel wie Kombinationen aus Extrakt der grünen Hülle Schwarzwalnuss, Wermuth und Nelken bewährt.

Atemwegserkrankungen

Bronchitis

Als Bronchitis bezeichnet man die akute oder chronische Entzündung der Bronchien, die oft auch mit akutem oder chronischem Husten einhergeht.

Die chronische Bronchitis ist eine Form der Bronchitis, die laut der Weltgesundheitsorganisation (WHO) definiert ist als „Husten und Auswurf an den meisten Tagen während mindestens je drei Monaten in zwei aufeinanderfolgenden Jahren".

Die chronische Bronchitis kann zum Beispiel durch Langzeitbelastung mit toxischen Substanzen entstehen. Dies sind vor allem inhalative Substanzen, wie Mehl, Asbest oder Tabakrauch. Bei der Bronchitis muss wie bei Asthma zwischen allergischer oder entzündlicher Ursache unterschieden werden, weshalb die beiden Erkrankungen in einem Kapitel beschrieben werden können.

Asthma

Asthma ist keine eigenständige Erkrankung, sondern vielmehr ein Symptom mit vielen möglichen Ursachen.

Asthma ist kennzeichnet durch Atemnot durch Verengung der Atemwege, insbesondere kommt es bei der Ausatmung zu einem sogenannten Stridor einem Engegefühl mit pfeifendem Atemgeräusch.

Ursachen können sein:
- allergische Reaktion (siehe Allergien (S. 84ff)
- chronisch entzündete Bronchien (Bronchitis)
- vermehrte Schleimbildung
- Verkrampfung der Atemwege
- Ödeme

Diagnostik
Um die Ursache besser einkreisen zu können, lohnt es sich, bei asthmatischen Symptomen eine TH1/TH2-Differenzierung zu erstellen.

Wenn TH1 dominiert, kann man von entzündlichen Faktoren als Ursache ausgehen, wenn jedoch TH2 dominieren sollte, muss man ursächlich eher eine Allergie in Betracht ziehen.

Immunstatus
Auch der Immunstatus ist bei Asthma ein wichtiges diagnostisches Mittel. Intra- oder extrazelluläre Vorgänge, so wie Hyper- oder Hyporeaktivität geben uns therapeutische Hinweise.

Blutbild
Im Blutbild kann man die eosinophilen (allergisch) oder neutrophilen (entzündlich) Granulozyten unterscheiden und bekommt somit einen ersten Überblick.

Weitere Diagnostik

- Gesamt-IgE (allergisch)
- Gesamt-IgA (entzündlich)
- eventuell spezifische Allergene (siehe Allergien S. 84ff)

Als mögliche Ursachen kommen folgende Erreger oder Reaktivierungen in Betracht:

- Standardserologie mit speziellem Blick auf:
  - Epstein-Barr-Virus
  - Herpes Typ 1 und 2
  - Varizella ZosterBei Asthmatikern findet man oft eine versteckte Neurodermitis, diese ist dann eher auf den Schleimhäuten mit Herpes 1 und 2 IgA-positiv und Varizella Zoster IgA-positiv.
- Chlamydien pneumoniae sind sehr häufig.
- Weitere Erreger siehe am Ende des Kapitels S. 103.
- Nicht selten sind chronische Darmentzündungen, Leaky Gut oder auch Parasiten an der Entstehung von Asthma beteiligt, deshalb muss eine entsprechende Diagnostik herangezogen werden.
- Stress kann Bronchospasmen verursachen, deshalb ist auch eine Abklärung in diese Richtung nötig.

Therapie
Die Therapie ist stark abhängig von der Diagnostik.

Bei allergischer Situation, TH2-Dominanz:

- 2LALERG, täglich eine Kapsel
- TH-2-REG, täglich 1 Kapsel von Montag bis Freitag

- homöopathische Rezeptur (magistrale Apothekenherstellung) mit: IgE und Pulminhistamin, Adrenalin aa C30 plus IL-4 und IL-13 aa C9 täglich (oder bei Bedarf mehrmals täglich) 2 Granula sublingual
- Erreger, die in der Serologie gefunden wurden (so lange, bis unauffällig im Labor).

Bei entzündlicher Situation, TH1-Dominanz:

- 2LINFLAM, täglich eine Kapsel ca. 2–3 Monate lang

Zusätzlich kann bei Stress 2LMISEN gegeben werden.

Therapievorschlag von BIGmed bei akutem Asthmaanfall:

- RESPIREG A: eine Kapsel 2–3× pro Tag
- INFLAMREG: dito
- MASTREG: dito
- PULMIN-HISTAMINUM C9: 2 Globuli 2–3× täglich

Therapiedauer und Erfahrung

Grundsätzlich dauert eine Therapie so lange, bis die Symptome besser werden. Aus Erfahrung kann man sagen, dass man für EBV und andere Erreger meist etwa mit 6 Monaten rechnen muss. Nach diesem Zeitraum sollte man immer kontrollieren, um die Therapie entsprechend der neuen Laboranalysen anzupassen.

Beispiel einer Asthmapatientin

Patientin, 53 Jahre alt
Diagnose vom Lungenfacharzt: Eosinophiles Asthma (allergisch)

Immunstatus MIT

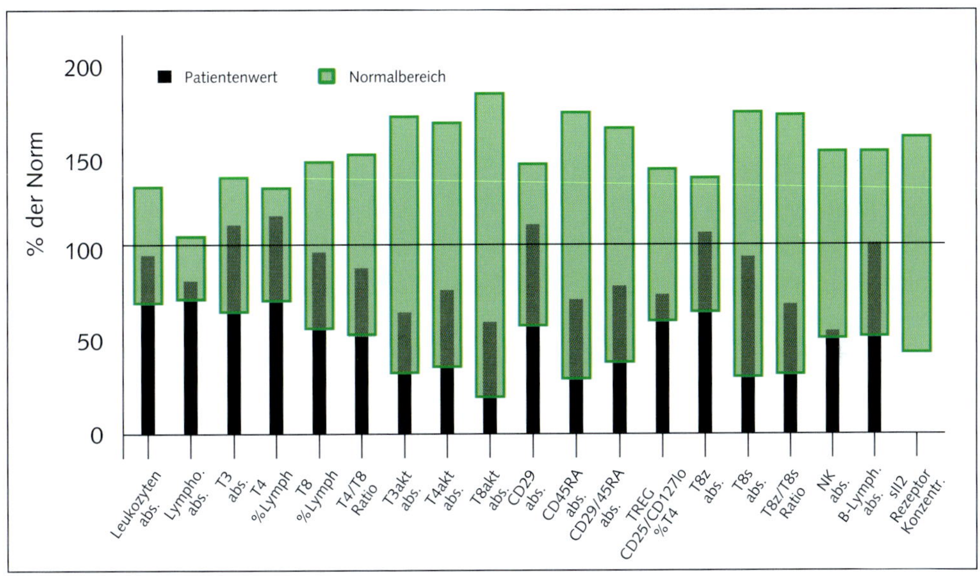

Abb. 5

Treppe im extrazellulären und im intrazellulären Bereich. T4-Lymphozyten und B-Lymphozyten etwas erhöht, jedoch in der Norm. Die aktivierten T-Lymphozyten sind relativ hoch. Leider nicht mit auf der Grafik: sIL-2-Rezeptor, der hier stark über der Norm liegt. Insgesamt ein Bild einer hohen Aktivität mit leichten Blockaden intra- und extrazellulär.

Serologie MIT

Erreger		Messwert	Referenzwert
Chlamydia pneu (IFT)	IgA	**160**	<80
	IgG	640	<80
	IgM	**10**	<10
Yersinien (EAI)	IgA	**23**	<20 neg.

Erreger		Messwert	Referenzwert
	IgG	53	<20 neg.
Epstein-Barr-Virus (IFT)	EBV-VCA-IgG	**2560**	<80
	EBV-VCA-IgM	0	<80
	EBV-EA-IgG	**40**	<10
	EBV-EBNA-IgG	160	<80
Gesamt-IgE (CLIA)		**1134**	<100

Tab. 2

Es fallen folgende Werte auf:

- ein hoch reaktivierter EBV
- Chlamydien mit IgM akut und IgA entzündlich aktiv
- Yersinien mit IgA entzündlich aktiv und akut
- Gesamt-IgE ist stark erhöht, was für eine allergische Reaktion spricht.

Es handelt sich hier um eine chronische Bronchitis, die sowohl entzündliche Faktoren (bakterielle Infekte) als auch eine allergische Komponente (Gräserallergie) aufweist.

Therapie

- täglich 2LEBV (vor dem Frühstück)
- CHLAMYDIAREG im täglichen Wechsel mit YERSINIAREG (nach dem Frühstück)
- 2LALERG oder TH-2-REG täglich ca. ½ Stunde vor dem Mittagessen
- Komplexmittel aus: IgE und Pulminhistamin, Adrenalin aa C30 plus IL-4 und IL-13 aa C9 bei Bedarf = bei Atemnot täglich 2 Granula sublingual

Therapiedauer

Da der Immunstatus zwei Blockaden aufweist, ist mit einer längeren Therapiedauer zu rechnen. Eine Kontrolle macht erst nach 6 Monaten Sinn. In diesem konkreten Fall dauerte die gesamte Therapie über 2 Jahre, es wurde zusätzlich der Darm mitbehandelt; siehe Therapieschema für Yersinien S. 266.

Lungenentzündung (Pneumonie)

Eine Lungenentzündung kann plötzlich und heftig auftreten. Erste Beschwerden sind Anzeichen von Schwäche und allgemeines Krankheitsgefühl.

Meist tritt sie in der kalten Jahreszeit infolge zum Beispiel einer verschleppten Grippe oder eines banalen Atemwegsinfektes auf.

Symptome

- Fieber
- Husten mit Auswurf (produktiver Husten) oder trockener Husten
- Schüttelfrost
- Atemnot (bei schwerer Lungenentzündung)

Falls Husten auftritt, ist dieser zunächst meist trocken und ohne Auswurf. In einem späteren Stadium wird auch Schleim produziert, dieser kann gelblich-grünlich verfärbt sein.

Der Husten kann zu Schmerzen in der Brust führen, bestehende Bronchitis oder bestehendes Asthma verschlimmern sich durch eine Pneumonie.

Bei einer Pneumonie ist der Gasaustausch gestört, es kommt zur Vermehrung von Kohlendioxyd und einem Sauerstoffmangel. Wenn es zu einem schweren Sauerstoffmangel kommt, verfärben sich die Lippen und Fingerspitzen bläulich.

Ursachen

Lungenentzündungen sind oft die Folge von viralen Infekten, die verschleppt wurden. Meist kommt es zu einer bakteriellen Infektion, weil die Schleimhäute bereits entzündet sind und der Mukosaschutz nicht mehr besteht. Auch Langzeit-Cortisonbehandlungen bei z. B. Asthmatikern erhöhen das Risiko für eine Lungenentzündung nach oder während viraler Infekte.

Therapie

CAVE!

Eine akute, meist bakterielle Pneumonie gehört in sofortige ärztliche oder klinische Behandlung. Bei älteren, chronisch kranken oder immungeschwächten Personen kann eine Lungenentzündung lebensgefährlich werden.

Es kann therapeutisch versucht werden, eine akute Lungenentzündung zu verhindern, indem chronische Atemwegserkrankungen über eine längere Zeit behandelt werden. Siehe dazu die Therapieempfehlung am Ende des Kapitels S. 103.

COPD

COPD (engl. chronic obstructive pulmonary disease) ist eine chronische Erkrankung, bei der es zu einer Verengung der Atemwege kommt, die in der Regel nicht reversibel ist.

Ursache der COPD ist eine chronische Entzündungsreaktion in den Bronchien. Diese wird durch Schadstoffe verursacht, allen voran durch das Rauchen. Da aber nicht alle Raucher eine COPD entwickeln, wird vermutet, dass Betroffene zudem eine gewisse genetische Veranlagung aufweisen. Die chronische Bronchitis führt mit der Zeit zu einer Verdickung und Verengung der Bronchien. Dies erschwert insbesondere das Ausatmen und kann zu einer Überblähung der Lunge, Lungenemphysem genannt, führen.

Komplikationen

- Herzinsuffizienz
- diverse weitere Herzkrankheiten
- Lungenversagen
- Isolation und Depression aufgrund der stark verminderten Leistungsfähigkeit
- Lungenfibrose
- Emphysem

Diagnostik

- Lungenfunktionstest sowie Messung des Sauerstoffgehalts im Blut
- Standardserolgie
- Immunstatus
- TH1/TH2, wenn die Ursache nicht klar entzündlich ist.

Als Erreger für die ursächlich zugrunde liegende chronische Bronchitis kommen alle Erreger für Atemwegserkrankungen Frage (S. 103). Da die Bronchien und Alveolen geschädigt sind, ist es sehr wichtig, einer Lungenentzündung vorzubeugen.

Therapie

siehe Therapie der Bronchitis (S. 92)

Erregerspezifisch:
- MIT, BIGmed und Nosoden, so lange, wie Erreger im Labor als therapiepflichtig nachgewiesen werden
- MIT täglich je eine Kapsel
- BIGmed jeweils eine Kapsel von Montag bis Freitag. Falls es mehrere Erreger gibt, kann man die Therapeutika im täglichen Wechsel geben.

Je nach Diagnostik antientzündlich oder antiallergisch:
- 2L INFLAM oder
- 2LALERG

jeweils täglich eine Kapsel, je nach Bedarf über längere Zeit.

Therapiedauer und Erfahrung

Die Therapie der COPD ist eine lebenslängliche. Sie muss immer wieder entsprechend der Klinik und der Laborresultate angepasst werden.

Mukoviszidose

Mukoviszidose (zystische Fibrose, engl. cystic fibrosis) ist eine angeborene Stoffwechselerkrankung. Sie gehört zu den seltenen Erkrankungen.

Mukoviszidose wird durch eine Veränderung im CFTR-Gen (Cystic Fibrosis Transmembrane Conductance Regulator). CTFR ist ein Protein, das auf der Oberfläche einiger Zellen sitzt und wie ein Kanal wirkt. Die Mutation im CFTR-Gen führt zu einem defekten Kanal in der Zelloberfläche. Dieser Kanal sorgt normalerweise dafür, dass Salz und Wasser aus der Zelle ein- und ausströmen. Ist der Kanal defekt, kommt es zu einem Ungleichgewicht im Salz-Wasser-Haushalt der Zelle. Deshalb enthält der Schleim, der die Zellen bedeckt, bei Mukoviszidose zu wenig Wasser und wird dadurch zäh.

Mögliche betroffene Organe bei Mukoviszidose:
- Lunge (Husten, Atemnot, wiederkehrende Entzündungen)
- Galle (verstopfte Gallengänge)
- Bauchspeicheldrüse (Unterernährung, Gedeihstörung, Diabetes)
- Darm (chronische Verstopfung, möglicher Darmverschluss)

Therapie

Die Therapie kann immer nur begleitend sein.

Lunge	Wiederkehrende Entzündungen können mit 2LINFLAM oder Samum-Präparaten begleitet werden, um weniger Antibiotika zu benötigen.
Bauchspeicheldrüse	Supplementierung mit entsprechenden Enzymen
Galle	Gallenfluss verstärken, Verdickung des Gallensaftes verhindern; am besten eigen sich hier Bitterstoffe und Phytopräparate wie Mariendistel, Artischocke, Löwenzahn und Erdrauch.
Darm	Therapien zur Vermeidung von Verstopfungen, z. B. mit Lein- und Flohsamen. Da es die Gefahr des Darmverschlusses gibt, dürfen keine stark abführenden Mittel verwendet werden.

- 2LEID zur Unterstützung des Immunsystems gegen chronische bakterielle Infekte.
- 2LMIREG bei genetischen Belastungen.
- BIGmed
  - PULMO FIBROREG/MIR zur Entlastung der Lungenzellen.

Therapiedauer und Erfahrung

Da es sich um eine begleitende Therapie handelt, ist diese lebenslänglich zu planen. Bei Verschlechterungen kann eine spezifische Labordiagnostik wie jene der Mikroimmuntherapie hilfreich sein, um Co-Infektionen zu erkennen und zu therapieren.

Das beste Ziel, das begleitend erreicht werden kann, ist, zu verhindern, dass immer wieder oder über eine lange Zeit Antibiotika eingesetzt werden müssen. Es kann z. B. immer ein Blister 2LEID gegeben werden mit einer Pause von 14 Tagen dazwischen.

Sarkoidose

Die Sarkoidose ist eine chronische Entzündung, die mit der Bildung von kleinen Knötchen (Granulome) einhergeht. Sie kann grundsätzlich alle Organe befallen, fällt klinisch jedoch am ehesten durch den Befall der Lungen auf, weshalb die Autorin sich dafür entschieden hat, die Sarkoidose unter den Atemwegserkrankungen aufzulisten.

Die Granulome können jedoch in sämtlichen Organen auftreten. Sehr häufig sind die Lymphknoten, die am Hilus gelegen sind, betroffen.

In den meisten Fällen ist das Interstitium der Lungen betroffen. Bei ungünstigem Verlauf führt die Krankheit zu einer Lungenfibrose.
- Im Auge kann sich eine Uveitis oder Iridozyklitis bilden.
- Auf der Haut kann sich ein Erythema nodosum zeigen.
- Ein ZNS-Befall kann zu einer Enzephalitis führen.
- Die Knochen können zystische Veränderungen aufweisen,
- In der Niere kann es zur Steinbildung kommen.

Symptome

Die Sarkoidose kann akut oder chronisch auftreten, die Symptome der akuten Erkrankung sind:
- Fieber
- Arthralgien
- Erythema nodosum
- trockener Husten
- Dyspnoe bei Belastung
- Vergrößerung mediastinaler Lymphknoten

Die chronische Sarkoidose kann über Monate schleichend verlaufen mit den folgenden Symptomen:
- langsam zunehmender Dyspnoe insbesondere bei Belastung.
- (länger bestehender) trockener Husten
- Arthralgien, deren Intensität unvorhersehbar zu- oder abnimmt.
- Synechien im Auge: Synechie der Regenbogenhaut mit der davorliegenden Hornhaut oder der dahinterliegenden Augenlinse.

Ursachen

Es wird ein autoimmunes Geschehen im Bereich der T4-/T8-Lymphozyten, also am ehesten mit bakterieller Beteiligung vermutet. Der Quotient T4/T8 ist meist erhöht.

Es kommen somit in erster Linie die bakteriellen Erreger von Atemwegserkrankungen, sowie Pilze infrage:
- Chlamydia pneumoniae, Chlamydia psittaci und auch Chlamydia trachomatis
- Mycobakterien (Tuberkulose)
- Mycoplasma pneumoniae
- Klebsiellen
- Pneumokokken
- Pseudomonas
- Streptokokken
- Staphylokokken
- Yersinia pseudotuberculosis
- Candida albicans
- Aspergillus niger

Der HLA-Genotyp HLA-DQB1 konnte bei Sarkoidose festgestellt werden.

ACE wird bei Verdacht auf Sarkoidose, der Beurteilung der Granulomlast des Sarkoidose-Patienten und zur Verlaufs- und Therapiebeurteilung der Sarkoidose bestimmt.

Die Diagnose wird in der Regel mittels Röntgenbilder, Computertomographie und Lungenfunktionstest gestellt.

Diagnostik MIT

- Standardserologie
- Immunstatus
  - CD4/CD8-Quotient dient insbesondere zur Differentialdiagnose einer Lungenfibrose, bei der der Quotient normal wäre.
  - Ein wichtiger diagnostischer Parameter ist die erhöhte Konzentration des löslichen Interleukin-2-Rezeptors im Serum.
- HLA-Typisierung
- Serum-Proteinprofil
  - Durch die vermehrte Aktivität der T-Lymphozyten mit Stimulation von B-Lymphozyten ist eine Hypergammaglobulinämie vorhanden.

Therapie

- HLA-SMM (Spezifische modulierende Moleküle) C27 2 x wöchentlich 5 Globuli (lebenslang)
- Therapie der diagnostizierten Erreger mittels MIT und Nosoden, bis Symptome besser werden
- Antientzündliche Therapie, z. B. 2LINFLAM, immer wieder bei Bedarf
- AUTIMREG Montag bis Samstag 1 Kapsel oder über viele Jahre 2–3× 1 Kapsel pro Woche
- PULMO FIBROREG/MIR bei Lungenfibrose 2–3× pro Woche über eine lange Zeit

Zur Verlaufskontrolle der Sarkoidose kann das Angiotensin Converting Enzyme (ACE) im Serum bestimmt werden. Es ist zwar nicht charakteristisch für die Sarkoidose, aber im Rahmen einer Sarkoidose oft erhöht.

Therapiedauer und Erfahrung

Da es sich bei der Sarkoidose um eine sehr schwierig zu therapierende Erkrankung handelt, ist es wichtig, zunächst die Erreger und auch die Symptomatik in Griff zu bekommen. Dies kann meist in 6–12 Monaten erreicht werden. Die Krankheit manifestiert sich dann nicht mehr so häufig und auch nicht mehr so heftig. Weitere Therapien gehen oft über Jahre und sind Symptomabhängig.

Ursächliche Erreger für alle Atemwegserkrankungen

Für alle Atemwegserkrankungen sind die folgenden Erreger möglich.

Bakterielle Erreger:
- Mycobakterien (Tuberkulose)
- Mycoplasma pneumoniae
- Klebsiellen
- Pneumokokken
- Pseudomonas
- Streptokokken
- Staphylokokken
- Yersinia pseudotuberculosis
- Chlamydia pneumoniae, Chlamydia psittaci und auch Chlamydia trachomatis

Virale Erreger:
- Coronaviren
  - SARS
  - MERS
  - SARS-CoV-2 (Covid-19)
- Influenza Viren
  - Schweinegrippe
  - Vogelgrippe
- Parvovirus B19
- RS-Virus

Pilze:
- Candida albicans
- Aspergillus niger

Bei wiederkehrenden Atemwegsinfekten und Lungenentzündungen sollten alle obengenannten Erreger in Betracht gezogen werden. Wichtig ist dazu eine sehr gute Anamnese.

Therapie
Sämtliche bakteriellen und viralen Erreger kann man als Nosode geben, meist als C30 (erhältlich in spezialisierten Apotheken).

Therapie MIT

- 2LCHLA
- 2LINFLAM
- 2LALERG
- 2LMISEN (bei Stress)

Als magistrale BIGmed-Mittel sind erhältlich:

- CHLAMYDIA-REG
- COROVIR-REG
- INFLUENZA-REG
- MYCO-PNEUMO-REG
- PSEUDOMONAS-REG
- YERSINIA-REG
- RESPIREG A akute Störungen des Atmungsapparates
- RESPIREG C chronische Störungen des Atmungsapparates
- RESPIREG A/C akute und gleichzeitig chronische Störungen des Atmungsapparates
- RSVIRUS-REG

Generelles zu Therapiedauer und Erfahrungen bei Atemwegserkrankungen

Es gibt für die Bestimmung der Therapiedauer drei grundsätzliche Ansätze:

1. Die Klinik: Mit verschwindenden Symptomen, wird eine Therapie überflüssig.
2. Bei anhaltenden Symptomen sollte nach mindestens 6 Monaten eine Laborkontrolle erfolgen, um die Therapie neu zu bestimmen, fortzusetzen oder aufgrund guter Ergebnisse teilweise oder ganz zu beenden.
3. Die Erfahrung zeigt, dass man für die MIT ca. 6 Monate bis ein Jahr einkalkulieren sollte, um wirkliche Erfolge zu haben. Je komplexer das Krankheitsbild ist (Autoimmunität), umso länger dauert die Therapie.

Gastrointestinale Erkrankungen

Autoimmune Gastritis

Die autoimmune Gastritis oder Gastritis Typ A ist selten, es handelt sich dabei um eine autoimmune chronische Gastritis. Es kommt zur Bildung von autoimmunen Antikörpern gegen die Parietalzellen (Belegzellen) der Magenschleimhaut.

Es entstehen Parietalzell-Antikörper, PCA; engl. anti-gastric parietal cell antibodies oder APCA. Auch können Autoantikörper gegen den Intrinsic Faktor vorkommen.

Der pH-Wert des Mangens steigt durch den Verlust der Parietalzellen, was zu einer Steigerung von Gastrin führt. Gastrin regt die ECL-Zellen (H-Zelle, enterochromaffin-ähnliche Zelle) an, es kommt zu einer Hyperplasie dieser Zellen.

Die Zerstörung der Parietalzellen führt zu einem Mangel an Intrinsic Factor, der zur Aufnahme von Vitamin B_{12} benötigt wird. Der Mangel an Vitamin B_{12} führt zu einer perniziösen Anämie.

Ursachen
Wie bei vielen autoimmunen Erkrankungen sind die Ursachen nicht immer klar. Im Vordergrund der Forschung stehen als Verursacher:

- Helicobacter Pylori sowie
- Sowie eine genetische Disposition mit dem HLA-Polymorphismus HLA-DRB1*04 und DQB1*03[7].

Die autoimmune Gastritis wird auch oft im Zusammenhang mit einer Thyreoiditis M. Hashimoto (S. 131) beobachtet.

7 Quelle: Immunogenetic characteristics of patients with autoimmune gastritis. World J Gastroenterol 2010; 16(3): 354–358. doi: 10.3748/wjg.v16.i3.354

Chronische Gastritis

Die chronische Gastritis unterscheidet sich nicht wesentlich von der autoimmunen Gastritis, lediglich sind keine Autoantikörper nachweisbar.

Ursache kann sein, dass mit zunehmendem Alter weniger Magensäure produziert wird oder die Magensäure nicht sauer genug ist. Der Speisebrei verweilt so länger im Magen und führt zu Dyspepsis.

Symptome

- saures Aufstossen
- aufgeblähter Bauch
- Magen- oder Rückenschmerzen
- Übelkeit und Erbrechen
- Oberbauch ist oft druckempfindlich
- Symptome des Vitamin-B_{12}-Magels
  - Sensibilitätsstörungen bis hin zu Lähmungen
  - Brennende Zunge
  - Kribbeln in Armen und Beinen
  - Gangunsicherheit, erhöhte Sturzneigung
  - Muskelschwäche
  - Müdigkeit, Konzentrationsschwäche
  - Kopfschmerzen
  - Depression

Diagnostik

- Standardserologie
  - Insbesondere Epstein-Barr-Virus! EBV erscheint sehr oft im Zusammenhang mit Helicobacter pylori.
- Immunstatus
- Helicobacter Pylori (Atemtest oder im Serum)
- Autoantikörper:
  - Parietalzell-Antikörper (PCA)
  - Intrinsic-Factor-Antikörper
- Gastrin
- HLA-Typisierung

Therapie

- Helicobacter pylori lässt sich am besten und sehr gut mit Bismut-Präparaten behandeln (siehe Beschreibung von H. pylori (S. 26).
- oder als Nosode C30 täglich 2 Granula sublingual
- Vitamin-B_{12}-Substitution (parenteral oder sublingual)
- Verdauungsenzyme
- MIT entsprechend der Diagnostik
- HLA-SMM C27 1–2× pro Woche 2 Globuli lebenslang
- BIGmed
  - AUTIMREG 1 Kapsel täglich von Montag bis Freitag
  - HELICOREG (bei Bedarf) 1 Kapsel täglich von Montag bis Freitag
- Ernährungsanpassung antientzündlich
- Wenn es vertragen wird, Betain-HCL Chlorwasserstoffsäure (Salzsäure) als Tabletten.

Therapiedauer und Erfahrung

Die Schwierigkeit einer Therapie besteht darin, dass die meisten Patienten einen Protonenpumperhemmer[8] einnehmen. Durch den Mangel an Magensäure, der durch die Einnahme entsteht, kann es zu erheblichen Nebenwirkungen kommen, vor allem zu Mängel, aber auch zu Fehlbesiedlungen im Dünn- und Dickdarm. Ein Absetzen verschärft die gastrische Symptomatik. Es wird somit zur Gratwanderung zwischen Symptomatik und fehlender Magensäure, die eventuell mit Betain-HCCL ersetzt werden kann. Es sollten eher Magensäurebinder (z. B. ALKALA T®) anstelle von Magensäureblockern zur Anwendung kommen.

8 Protonenpumpenhemmer beziehungsweise Protonenpumpeninhibitoren (PPI) kommen zur Behandlung von regelmäßigem und stärkerem Sodbrennen zum Einsatz. PPI hemmen die Ausschüttung von Magensäure effektiv und gehören zu den am meisten verordneten Medikamenten bei Magenbeschwerden.

Chronische und autoimmune Darmentzündungen

Zöliakie

Die Zöliakie ist eine autoimmune chronische Darmentzündung, die durch eine Glutenunverträglichkeit[9] verursacht wird. Sie betrifft hauptsächlich den Dünndarm. Es handelt sich hierbei nicht um eine Allergie, sondern um eine mit Autoantikörpern verbundene entzündliche Reaktion durch glutenhaltige Nahrungsmittel.

Erhöhtes Risiko für eine Zöliakie besteht bei Patienten mit:
- Verwandten 1. Grades von an Zöliakie Erkrankten.
- Patienten mit Diabetes mellitus Typ 1 (S. 139).
- Down-Syndrom
- selektivem IgA-Mangel
- Turner-Syndrom
- Dermatitis herpetiformis Duhring
- autoimmunen Schilddrüsenerkrankungen (S. 130)
- autoimmunen Lebererkrankungen (S. 124)

Symptome
- Gewichtsverlust
- Durchfall
- Erbrechen
- Appetitlosigkeit

Diagnostik
Da es nicht ausgeschlossen ist, dass hinter einer Zöliakie eine Reaktivierung verschiedener möglicher Viren der Herpes-Familie steht, muss die komplette Serologie der MIT durchgeführt werden.

9 Gluten ist das Klebereiweiss vieler Getreidesorten.

Autoantikörper
Sehr sensitive serologische Antikörpernachweise ermöglichen nicht nur die Diagnose der Zöliakie, sondern eignen sich auch zur Verlaufskontrolle. Folgende Antikörperbestimmungen müssen untersucht werden:

- Antikörper gegen Gewebstransglutaminase IgG/IgA
- Antikörper gegen Endomysium IgG/IgA
- Antikörper gegen deamidiertes Gliadin IgG/IgA

Beachte: Bei Vermeidung von Gluten in der Ernährung sind die Autoantikörper nicht oder nicht mehr nachzuweisen!

HLA
HLA DQ2, DQ7 und DQ8 erscheinen häufig.

Weitere Diagnostik

- Stuhluntersuchungen insbesondere Entzündungsfaktoren, Zonulin.
- Differenzialdiagnostik, es muss eine Weizenallergie (IgE) ausgeschlossen werden.
- Serum-Protein-Profil

Therapie

- Karenz und Weglassen glutenhaltiger Lebensmittel
- Behandlung der chronischen Darmentzündung (S. 108ff)
- Behandlung der diagnostizierten Erreger (Mikroimmuntherapie)
- HLA-SMM C 27 2–3× die Woche 2 Granula oder 5 Globuli
- Behandlung der Autoimmunität mit BIGmed AUTIMREG 1 Kapsel täglich von Montag bis Freitag

Therapiedauer und Erfahrung
Die Therapie sollte so lange fortgeführt werden, bis sämtliche gefundenen Erreger serologisch nicht mehr auffällig sind. Entzündungsfaktoren im Darm und/oder Leaky Gut dürfen nicht mehr vorhanden sein. Danach kann eine langsame Zufuhr von Gluten versucht werden.

Falls eine EBV-Reaktivierung an der Erkrankung ursächlich beteiligt ist, können nach erfolgreicher Therapie die Autoantikörper tatsächlich auch nach Zugabe von Gluten komplett verschwinden. Dieses Ziel zu erreichen, kann mehrere Jahre dauern.

Morbus Crohn und Colitis ulcerosa

Morbus Crohn

Beim Morbus Crohn (MC) handelt es sich um eine chronische entzündliche autoimmune Krankheit, die den ganzen Intestinal-Trakt befallen kann, vorzugsweise den Dickdarm oder den distalen Dünndarm oder beides. Beim MC finden wir transmurale (durch die Organwand hindurchgehend), häufig granulomatöse Entzündungen, die die Serosa und regionale Lymphknoten beteiligen können.

Symptome

- Übelkeit
- Erbrechen oder Appetitlosigkeit
- einige Patienten verlieren Gewicht
- Fieber oder erhöhte Temperatur
- Sind Darmabschnitte befallen, in denen Nahrung aufgenommen wird, können Mangelerscheinungen (z. B. Vitamin-B_{12}-Mangel) oder Verdauungsstörungen auftreten.
- Es kann zu Durchfällen kommen, die jedoch meist kein Blut enthalten.

Spezifische Diagnostik bei M. Crohn

Neben der klassischen Diagnostik durch Biopsie bei Darmspiegelungen können wir folgende Parameter untersuchen:

- Anti-Saccharomyces-cerevisiae-Antikörper (ASCA)
- Antikörper gegen exokrines Pankreas

Genetische Faktoren

- HLA -DR0, HLA-DR13(06), HLA-DQ05(01), HLA-B27
- Mutationen des NOD2-Gens (Träger einer homozygoten Mutation dieses Gens haben eine 100 % höheres Risiko an MC zu erkranken als Nichtträger dieser Genvariante)
- Mutationen des DLG5- oder OCTN1-Gens

Colitis Ulcerosa

Bei der Colitis ulcerosa (CU) handelt es sich um eher oberflächliche lokale Entzündungen der Mucosa des Dickdarms. Diese gehen oft vom Rektum aus und können sich im unteren Bereich des Kolons ausbreiten. Sehr selten ist der gesamte Dickdarm betroffen. Die Entzündungsherde neigen dazu, zu ulzerieren, es kommt zu Blutungen und schmerzhaften Darmentleerungen, oft auch von Durchfällen geprägt.

Auch die Colitis Ulcerosa (CU) wird in der Regel durch Endoskopie bestätigt. Die ursächliche Diagnostik ist jedoch viel zielführender.

Spezifische Diagnostik bei Colitis ulcerosa
- Antikörper gegen Granulozyten p-ANCA
- Antikörper gegen Becherzellen

HLA
- HLA-DR15(02), HLA-B05 und aber auch HLA -B27

Pathogenese von Morbus Crohn und Colitis Ulcerosa

Trotz moderner bildgebender und invasiver Diagnostik ist es oft nicht möglich, die beiden Erkrankungen zu unterscheiden. Beide Erkrankungen treten schubweise mit stark entzündlichen und Phasen der Remission auf.

Chronisch entzündliche Darmerkrankungen (CED) sind sehr häufig und dürften im Zusammenhang mit toxisch belasteten (Herbizide und Pestizide) und industriell verarbeiteten Lebensmitteln stehen.

Gemeinsame krankheitsfördernde Faktoren sind:
- Industrialisierungsgrad
- Stadtumgebung
- Nikotinabusus (Risikofaktor bei MC, wirkt eher protektiv bei CU)
- hoher Konsum von Kohlenhydraten und Gluten
- genetische Disposition (HLA)
- Beteiligung von persistierenden pathogenen Erregern
- gestörte Permeabilität der Schleimhautbarriere (Leaky Gut)
- Dysbiose der der Darmflora

Nebst den klar zuordenbaren Beschwerden von chronischen Darmentzündungen können folgende Symptome Hinweise auf CED sein:
- akute und schnell vorübergehende Mono-, Oligo- und Polyarthritis (siehe rheumatische Erkrankungen S. 198)
- Sakroileitis
- Hautmanifestationen wie:
  - Erythema nodosum
  - Stomatitis aphtosa

Spezifische Diagnostik chronischer Darmentzündungen (CDE)

- Standardserologie insbesondere:
  - Epstein-Barr-Virus (EBV)
  - Cytomegalovirus (CMV) vor allem bei MC
  - In der Praxis wurden auch häufig systemische Reaktivierungen von Herpes I und II beobachtet.
- Immunstatus plus:
  - TH-17

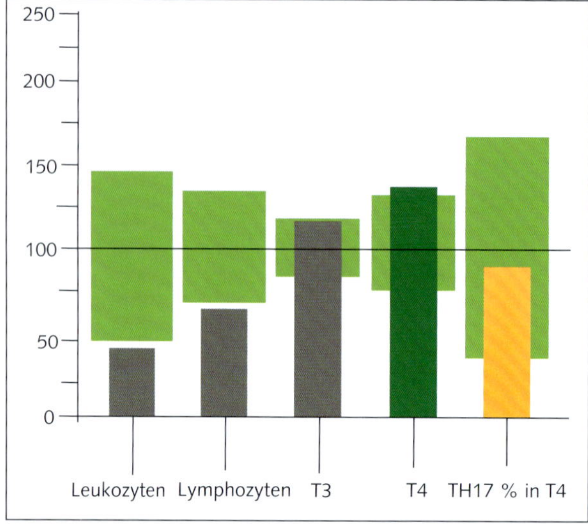

Abb. 6: TH 17 Lymphozyten-subtypisierung

TH1/TH2

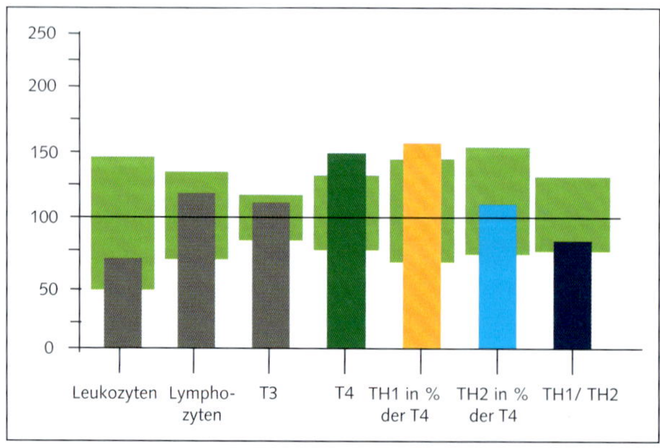

Abb. 7: TH1/TH2 Lymphozyten-subtypisierung

- HLA-Typisierung

Darm- und Stuhluntersuchungen:

- Florastatus im Stuhl
- Pathogene bakterielle Erreger, z. B. im Stuhl:
  - Pseudomonas
  - Colibakterien
  - Clostridien
- Pilze im Serum und im Stuhl
  - Die Autorin bestimmt z. B. Candida immer auch im Serum, denn Pilze kommen nicht nur im Darm vor. Wenn spezifische Antikörper IgA vorhanden sind, ist eine systemische Therapie notwendig.
- Entzündungsfaktoren
  - Calprotectin im Stuhl
  - Lactoferrin im Stuhl
  - Lysozym im Stuhl
  - PMN-Elastase im Stuhl ist vor allem dann erhöht, wenn die Darmentzündung ursächlich durch Mikroben entstanden ist.
  - TMA/TMAO im Stuhl, fördern proinflammatorische Zytokine Interferone-α–β–γ, TNF-α, IL-6 und mehr
  - High sensitivity CRP im Serum (Silent Inflammation)
- Glutensensitivität
  - Fatty acid-binding protein 2 (FABP2) misst die Glutensensibilität bei nicht Vorhandensein einer Zöliakie im Serum; Anti-Transglutaminase-6 Antikörper im Serum.
- Nahrungsmittelallergie ausschliessen!
  - Eosinophiles Protein X im Stuhl kann ein Hinweis auf Nahrungsmittelallergie (IgE-vermittelt), Parasiten oder unspezifische Entzündung der Darmschleimhaut sein.
- Histaminintoleranz
  - Diaminoxidase (DAO) im Serum
  - Histaminabbaufähigkeit im Serum
  - Histamin im Stuhl
- Darmschleimhaut-Permeabilität (Leaky Gut)
  - Zonulin im Serum und im Stuhl
  - Alpha-1-Antitrypsin im Stuhl

Mögliche Erreger:

- Familie der Herpesviren gemäss Standardserologie MIT
- sämtliche gramnegativen Bakterien (LPS-bildend) (S. 18ff):
- Borrelien
- Brucellen
- Campylobacter

Therapie

- Ernährungstherapie mit fettreduzierter Kost
- Gabe von MCT-Fetten[10]
- Vitamin B_{12}
- fettlösliche Vitamine E, D, K, A

Therapie chronischer Darmentzündungen

Ernährungsfaktoren scheinen eine wesentliche Rolle bei beiden Erkrankungen zu haben. In der Praxis zeigt es sich sehr oft, dass Patienten mit CED sehr viel Fastfood konsumieren und wenig gesunde Lebensmittel zu sich nehmen. Eine Ernährungsumstellung kann oft schon Wunder bewirken.

Für die Wahl der Therapie ist es nicht entscheidend, ob wir die CU oder MC behandeln. Letztendlich wird die Therapie durch die Diagnostik bestimmt und ist somit zielführend.

Therapie MIT

- Das Mittel für akute und chronische Darmentzündungen ist 2LMICI. Es sollte so lange gegeben werden, bis Entzündungsfaktoren (im Stuhl) oder im Immunstatus verschwunden sind.
- Bei akuten Entzündungen kann man 2LINFLAM dazugeben.
- Wichtig ist die Therapie der Erreger, sei es mit Nosoden oder den spezifischen Mitteln, wie
  - 2LEBV, 2LHERP, 2LZONA oder 2LCMV, je nach Diagnostik.
- BIGmed bietet eine ganze Palette an Mitteln bei CED:
  - AIFec 1 und 2 bei akuten Entzündungen
  - GUTREG
  - FUNGIREG
  - INSTESTREG
  - YERSINIAREG

- Bei autoimmunen chronischen Darmentzündungen ist die HLA-SMM C27 unabdingbar.
- Behandlung der Autoimmunität mit BIGmed Autimreg

10 MCT-Öl enthält die mittelkettigen, gesättigten Fettsäuren Caprylsäure (C8) und Caprinsäure (C10) aus zum Beispiel natürlichem Kokosöl. Im Gegensatz zu den langkettigen LCT-Fetten, die in üblichen anderen Pflanzenölen sowie Butter und Margarine enthalten sind, benötigen MCT-Fette einen viel geringeren Verdauungsaufwand, lagern sich nicht im Fettgewebe ab und werden vom Körper schnell in Energie umgewandelt.

Ergänzende Therapien
Ganz wichtig ist die korrekte Interpretation von Stuhluntersuchungen und die entsprechende Therapie zur Begleitung chronisch entzündlicher Darmerkrankungen.

Bei Leaky Gut hat sich z. B. Synerga® oder Colibiogen® bewährt sowie Vitalpilze (z. B. Hericium) und Gaben von L-Glutamin.

Bei Parasiten eigenen sich phytotherapeutische Produkte mit Nelken, Koriander und Wermuth sowie ein Extrakt aus der grünen Hülle der Schwarzwalnuss.

Isopathische Produkte (Sanum®) können erregerspezifisch oder modulierend eingesetzt werden.

Therapiedauer und Erfahrungen

Fallbeispiel
Patientin, 16 Jahre, kommt mit frischer Diagnose M. Crohn (vor 1,5 Mt.) in die Praxis. Wiederkehrende Durchfälle seit über 5 Jahren.

Laktose- und Fruktoseintoleranz sowie Zöliakie wurden bereits ausgeschlossen.

Ernährung mehrheitlich Junkfood (Burger, Pizza, Pommes frites)

Therapie zurzeit: Cortison erst 50 mg, jetzt Erhaltungsdosis mit 12,5 mg

Immunstatus MIT

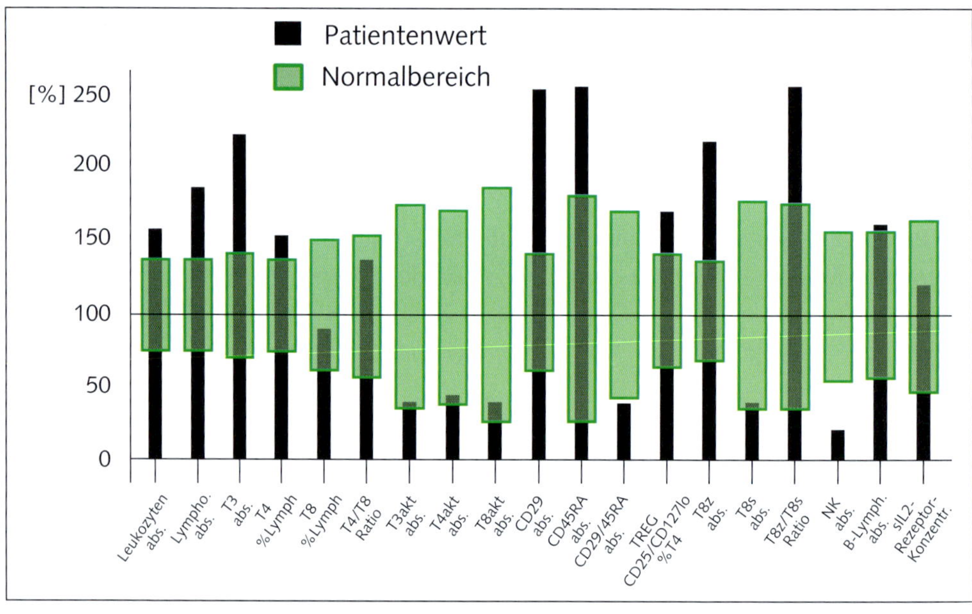

Abb. 8

Trotz Cortison Gaben ist der Immunstatus stark überschießend. Die Leukozyten sind erhöht, das spricht für eine Entzündung. T4-Lymphozyten sind erhöht (Kathedralen-Bild), was für einen extrazellulären Vorgang spricht (z. B. Darm). Die T8z-Lymphozyten sind stark erhöht, was für einen intrazellulären (meist viralen) Prozess spricht. Selbst die B-Lymphozyten sind erhöht, obwohl Cortison diese senken sollte. Dies kann ein Hinweis auf toxische oder allergische oder auch parasitäre Belastung sein.

Serologie MIT

Erreger		Messwert	Referenzwert
Yersinien (EIA)	IgA	negativ	
	IgG	negativ	
Varizella Zoster (IFT)	IgA	**1:40**	<1:10
	IgG	**1:2560**	<1:10
Epstein-Barr-Virus (IFT)	EBV-VCA-IgG	**1:1280**	<1:80
	EBV-VCA-IgM	negativ	<1:10
	EBV-EA-IgG	negativ	<1:10
	EBV-EBNA-IgG	1:160	<1:80

Erreger		Messwert	Referenzwert
Candida-Serologie (IFT)	IgA	negativ	
	IgG	negativ	
	IgM	negativ	

Tab. 3

Auffällig sind Varizella Zoster mit IgA positiv und IgG stark erhöht (> als 4-facher Referenzwert) und EBV mit EBV-VCA-IgG > als 4-facher Referenzwert. Somit sind beide Erreger therapiepflichtig.

Stuhlbefund

Malabsorption	
Alpha-1-Antitrypsin	normal
Zonulin	**stark erhöht**
Calprotectin	**erhöht**
Maldigestion	
Pankreaselastase	normal
Gallensäuren i. Stuhl	**positiv**
Nahrungsmittelallergie	
Eosines Protein X	**sehr stark erhöht**
Schleimhautimmunität	
Sekretorische IgA	normal
Beta-Defensin	**erniedrigt**
Intestinale Entzündungsmarker	
Lacoferrin	normal
Lysozym	**erhöht**
PMN-Elastase	**sehr stark erhöht**
Fäulnisflora	
Enterobacter species	**stark erhöht**
Säurungsflora	
Enterococcus species	**kaum vorhanden**
Nährstoffprofil	
Nährstoffprofil (Messung im Vollblut)	
Eisen	**erniedrigt**

▶

Kalium	**erniedrigt**
Zink	**stark erniedrigt**
Vitamine im Vollblut	
Vitamin B_5 Pantothensäure	**erniedrigt**
Vitamin B_6	**erniedrigt**
Vitamin B_9 Folsäure	**erniedrigt**
Vitamin B_{12}	**erniedrigt**
Holotranscobalamin	**stark erniedrigt**
Vitamin D	**extrem niedrig** 45 nmol/l anstelle von mindestens 100 nmol/l

Tab. 4

Therapie

Ernährungsumstellung FODMAP-arme Diät[11], Verbot von Limonaden und Junkfood.

Therapie initial 2 Monate:

- 2LXFS, 1 Kapsel täglich
- 2LMICI, 1 Kapsel täglich im Wechsel mit 2LINFLAM
- Curcumin, 500 mg täglich
- Myrrhinil®, 3 x 2 Dragees täglich (nach einem Monat 3 x 1 Dragee täglich)
- Activomin®, 2 x 2 Kapseln täglich
- Synerga®,täglich ein Teelöffel
- Vitamin D 5000 I.E., plus Vitamin K_2
- Zink 30 mg, täglich abends
- Liposomales Vitamin B_{12}, sublingual
- Sublinguales Vitamin B_6, und Folat

Bereits nach 2 Monaten hatte sich die Gesamtsituation so verbessert, dass die Patientin kein Cortison mehr brauchte. Den grössten Effekt hatte sicherlich die Nahrungsumstellung. Dennoch war oberste Priorität, die Entzündung und deren Ursachen zu eliminieren.

Therapie nach 2 Monaten für weitere 4 Monate:

- 2LEBV 1 Kapsel täglich
- 2LMICI 1 Kapsel täglich im Wechsel mit 2LZONA

11 Eine FODMAP-Diät findet in 3 Phasen statt:
1. Eliminations-Phase: Hier werden FODMAP-reiche Nahrungsmittel über 6–8 Wochen komplett vom Speiseplan gestrichen. Ziel ist es, den Darm zu beruhigen und die Beschwerden zu reduzieren.
2. Wiedereinführungs-Phase: Hier werden einzelne Lebensmittel oder FODMAPs behutsam wieder auf ihre Verträglichkeit getestet. So können individuelle Toleranzschwellen herausgefunden werden.
3. Langfristig zu einer individuellen Ernährung finden: Hier sollen Betroffene, angelehnt an die Wiedereinführungs-Phase, zu einer individuellen Ernährung finden. Diese sollte abwechslungsreich und ausgewogen sein. Auf lange Sicht sollten nur die Nahrungsmittel und FODMAPs vermieden werden, die nachweislich nicht gut vertragen werden.

- Curcumin, 500 mg täglich
- Synerga®, täglich ein Teelöffel (nochmals für 2 Monate)
- Vitamin D 5000 I.E., plus Vitamin K_2
- Zink, 30 mg täglich abends
- Liposomales Vitamin B_{12}, (sublingual)
- B-Komplex intens (Life light®), 1 x 1 Kapsel täglich
- Multimineral, 1 x 1 Tablette täglich

Die Patientin hatte nach 6 Monaten keinerlei Beschwerden mehr. Aus Kostengründen wurde auf eine Kontrolle im Labor verzichtet. Beim Hausarzt wurde nochmals Calprotectin im Stuhl gemessen, welches nun in der Norm war. Ebenso wurden (wenn auch im Serum) die Vitamine B_{12}, B_6, Folsäure und D gemessen, die sich nun ebenfalls alle in der Norm befanden.

Anmerkung
Es macht Sinn, auf weitere Laboruntersuchungen zu verzichten, wenn es der Patientin nach Therapie gutgeht. Sollten sich später wieder Symptome bemerkbar machen, kann man die Diagnostik nachholen, um erst dann zu entscheiden, welche Therapie fortgesetzt werden sollte. Auch 3 Jahre nach Therapieende hat sich die junge Patientin nicht mehr vorgestellt.

Ergänzung
Neurologische Erkrankungen (S. 168ff) haben oft einen Bezug zu chronischen Darmentzündungen. Es ist daher sehr wichtig, die CDE richtig zu diagnostizieren und zu therapieren. Das Thema Darmgesundheit umfasst viel mehr, als in diesen Kapiteln zu M. Crohn und Colitis ulcerosa vermittelt werden kann. Eine mögliche diagnostische Methode bietet ein ausführlicher Tryptophanstoffwechseltest (Urin).

Hepatitis

Unter Hepatitis versteht man eine Entzündung der Leber. Eine Leberentzündung kann verschiedene Ursachen haben, als Begleiterscheinung eines Infekts oder einer Intoxikation sowie aufgrund diverser Erreger auftreten. Es wird unterschieden zwischen akuten und chronischen Formen der Hepatitis.

Die akute Hepatitis dauert höchstens 6 Monate. Die chronische Hepatitis hält länger als 6 Monate an, entwickelt sich vor allem bei Infektionen mit Hepatitisviren B, C und D.

Symptome

Die Symptome sind je nach Erreger sehr unterschiedlich. Die folgenden Symptome können auf eine Hepatitis hinweisen:

- Krankheitsgefühl
- Appetitlosigkeit
- Gewichtsverlust
- Übelkeit
- Durchfälle
- gelber bis weisser Stuhl
- dunkler Urin
- Juckreiz
- Abdominalschmerzen
- ein Ikterus ist nicht immer vorhanden (Gelbverfärbung der Haut und der Skleren)
- rheumatische Beschwerden, insbesondere bei Hepatitis C.

Diagnostik

Nebst der Erreger-Diagnostik geben die Lebertransaminasen (Leberwerte) Auskunft über die möglichen Ursachen:

- GOT (Glutamat-Oxalacetat-Transaminase)
- GPT (Glutamat-Pyruvat-Transaminase)
- γ-GT (γ-Glutamyl-Transferase)
- AP (Alkalische Phosphatase)

	GOT	GPT	Gamma-GT	AP	Differenzialdiagnose
Hepatozellulärer Schaden	↑↑	↑↑	↑	(↑)	virale Hepatitiden, autoimmune Hepatitis, metabolische Störungen usw.
Cholestase	↑↑	↑	↑↑	↑↑	intrahepatische Cholestase, extrahepatische Cholestase
Toxisch/Infiltration	↑↑	(↑)	↑↑	↑	Alkohol, Tumor, NASH

Tab. 5: Übersicht zur Bewertung der einzelnen Parameter

Um die weiterführende Erregerdiagnostik einzugrenzen, bietet es sich an, einen Immunstatus zu erstellen. Es wird daraus ersichtlich, ob die Ursache einer Hepatitis eher extra- oder intrazellulär zu suchen ist.

Mögliche Erreger

- Die „klassischen" Virushepatitiden:
  - Hepatitis A wird fäkal sowie oral – vor allem durch Lebensmittel – übertragen.
  - Hepatitis B wird über Blut (Transfusion, unreine Spritzen) und sexuell übertragen.
  - Hepatitis C wird über Blut (Transfusion, unreine Spritzen) und sexuell übertragen.
  - Hepatitis D wird über Blut (Transfusion, unreine Spritzen) übertragen.
  - Hepatitis E wird fäkal sowie oral – vor allem durch Lebensmittel – übertragen.

- Hepatitis bei nicht klassischen Hepatitisviren:
  - Viren der Herpesvirus-Familie:
    - Epstein-Barr-Virus
    - Cytomegalovirus
    - Herpes Typ 1 und 2
    - Varizella-Zoster-Virus
  - Mumpsvirus
  - Rubellavirus (Röteln)
  - Adenoviren
  - Enteroviren/Coxsackieviren (Enterovirus-Hepatitis beim Neugeborenen)
  - Gelbfiebervirus und andere Hämorrhagische-Fieber-Viren

- Bakterielle Erreger und Pilze:
  - Coxiella burnetii: Q-Fieber
  - Mycobacterium tuberculosis (Tuberkulose)
  - Leptospiren
  - Treponema pallidum (Syphilis): angeboren oder erworben
  - Salmonellen und Shigellen
  - Rickettsien
  - Borrelien
  - Candidahefen

- Parasitäre Erreger:
  - Plasmodien (Malaria)
  - Amöben
  - Leishmanien (Leishmaniose)
  - Toxoplasma gondii (Toxoplasmose)
  - Echinokokken
  - Leberegel
  - Schistosoma (Pärchenegel) (Schistosomiasis/Bilharziose)
  - Spulwurm

Toxische Hepatitis:
- Alkohol und Medikamente (Paracetamol, Methotrexat)
- Vergiftungen, vor allem Knollenblätterpilze und Aflatoxine

Autoimmune Hepatitis

Die **Autoimmunhepatitis (AIH)** ist eine Leberentzündung, die durch autoimmune Reaktionen ausgelöst wird. In der Regel kann kein klassischer Hepatitiserreger (A, B, C, D, E) gefunden werden.

Symptome

Oft verläuft die AIH fast symptomlos, lediglich wiederkehrend erhöhte Transaminasen lassen erkennen, dass etwas nicht stimmt.

Eine **akute Autoimmunhepatitis** verursacht Symptome einer akuten Leberentzündung wie:
- Fieber
- Übelkeit und Erbrechen
- Oberbauchschmerzen
- Ikterus (Gelbsucht)
- Gelenkschmerzen

Die meisten Patienten entwickeln jedoch eine chronische Autoimmunhepatitis mit schleichendem Verlauf. Dabei treten meist über lange Zeit keine oder nur unspezifische Beschwerden auf wie:
- Müdigkeit und Leistungsschwäche
- Appetitmangel
- Abneigung gegen fette Speisen und Alkohol
- Bauch- und Kopfschmerzen
- Fieber
- Schwindel
- heller Stuhl und dunkler Urin
- Ikterus, Gelbfärbung der Haut, Schleimhäute und der Skleren

Diagnostik

Nachweis von:
- Antikörper gegen Zellkerne (ANA)
- Antikörper gegen glatte Muskelfasern (SMA)
- Mikrosomen von Leber- und Nierenzellen (LKM)

- Löslichem Leberprotein (Soluble Liver Antigen SLA, korrekt eigentlich Anti-Soluble-Liver-Antigen, abgekürzt ASLA, synonym Liver-Pancreas-Antigen LP).

Autoantikörper	ANA	SMA	SLA	LKM	pANCA	AMA
Autoimmunhepatitis Typ I (lupoide Hepatitis)	**100 %**		Ø	Ø		
Autoimmunhepatitis Typ II (LKM-positive Hepatitis)	Ø	**60–90 %**	Ø	**100 %**	Ø	Ø
Autoimmunhepatitis Typ III (SLA-positive Hepatitis)	Ø		**100 %**	Ø		
primär biliäre Cholangitis (PBC)	<10 %	10 %	Ø	Ø	<10 %	**95 %**
primär sklerosierende Cholangitis	50 %	<10 %	Ø	Ø	**80 %**	Ø

Tab. 6

CAVE!

Wenn eine Autoimmunhepatitis akut oder plötzlich und schwer verläuft, können Autoantikörper sowie eine Erhöhung von Immunglobulin G (IgG) fehlen.

HLA-Typisierung; ein Zusammenhang wurde gefunden bei:

- DRB1*03, DRB1*04 und DRB3 Allel bei weißen Europäern und Nordamerikanern,
- DRB1*04 in Japan DRB1*04 und DRB1*13 in Lateinamerika[12].

Eine autoimmune Hepatitis tritt öfter in Kombination mit anderen autoimmunen Erkrankungen auf. Dies mag daran liegen, dass es gemeinsame HLA-Merkmale gibt oder dass durch die anderen Erkrankungen auch die Leber in Mitleidenschaft gezogen wird.

Beispiele hierfür sind:

- autoimmune Schilddrüsenerkrankungen (S. 130)
- primär biliäre Cholangitis (PBC)
- primär sklerosierende Cholangitis
- Rheumatoide Arthritis (S. 198)

12 Quelle: https://pubmed.ncbi.nlm.nih.gov/10406258/ [abgerufen 2. 5. 2021]

- Systemischer Lupus erythematodes (S. 153)
- Sjögren-Syndrom (S. 206)
- Diabetes mellitus Typ 1 (S. 139)
- Zöliakie (S. 108)
- Colitis ulcerosa (S. 110)
- Multiple Sklerose (S. 189)
- Vitiligo (Weissfleckenkrankheit)
- Psoriasis (Schuppenflechte) (S. 158)

Diagnostik MIT
- Standardserologie
- Immunstatus
- Serum-Protein-Profil, erhöhte Immunglobuline IgG
- Hepatitis B Antikörper (HBs). Nicht nachgewiesen werden konnte ein Zusammenhang zwischen Nonrespondern nach Hepatitis-B-Impfung und der Entstehung von AIH.
- Die Autorin beobachtet jedoch in ihrer Praxis das Fehlen von HBs-Antikörpern nach Impfung und das Auftreten einer AIH.

Therapie MIT
Virushepatitis:
- 2LHA für die Hepatitis A
- Das Mittel 2LHC (2LHCX bei gleichzeitig hyperaktivem Immunsystem) ist für die Behandlung von Hepatitis C, B, D und E konzipiert.
- BIGmed:
  - HBV-REG/MIR bei Hepatitis B
  - HCV-REG/MIR bei Hepatitis C
  - und/oder VIRUSREG

Je nach Befund Therapie von Erregern:
- zusätzliche Mittel der MIT
- sämtliche anderen Erreger mittels Nosoden.

Bei autoimmuner Hepatitis HLA-SMM C27 und AUTIMREG.

Weitere Therapien
In Phytotherapie und Spagyrik sind die klassischen Lebermittel:
- Mariendistel
- Artischocke
- Erdrauch
- Löwenzahn
- Galant
- Curcuma
- Bitterstoffe regen den Gallen-Fluss an.

Wickel entlasten ebenfalls die Leber. Wichtig ist auch eine Ernährungsumstellung: kein Alkohol, Verzicht auf Fett und Eier.

Eventuell ist eine Impfausleitung (S. 278) nötig bei Nonrespondern nach Hepatitis-B-Impfung.

Therapiedauer und Kontrolle
Die Therapie dauert so lange, bis keine Erreger mehr nachgewiesen werden und oder die Leberwerte normal sind und keine Symptome mehr vorhanden sind.

Bei Hepatitis B dient zur Kontrolle und für den Therapieverlauf eine PCR-Anzahl (DNA-Kopien) als Erregernachweis. Wenn die PCR negativ ist, handelt es sich nicht mehr um einen frischen Infekt. Detaillierte Angaben zur Hepatitis-B-Diagnostik S. 48.

Bei Hepatitis C dient zur Kontrolle und für den Therapieverlauf eine PCR-Anzahl (RNA-Kopien) als Erregernachweis. Nach durchgemachtem Infekt müssen auch die Antikörper gegen Hepatitis C beurteilt werden. Eine Reaktivierung ist möglich.

Bei der autoimmunen Hepatitis müssen die Autoantikörper während der Therapie überwacht werden ebenso die Transaminasen.

Therapieerfahrungen

Fallbeispiel
Patientin, 46 Jahre, kommt nach einer unklaren Gelbsucht und einem sehr starkem Krankheitsgefühl in die Praxis. In der Familie hatte jemand Hepatitis E.

Sie hatte das Gefühl, eine Grippe zu haben, hatte starke Kopfschmerzen mit Lichtempfindlichkeit und gelbe Skleren. Der Hausarzt verschrieb Antibiotika wegen einer möglichen Stirnhöhlenvereiterung.

Lebertransaminasen waren stark erhöht, ebenso CRP. Weitere Abklärungen wurden nicht gemacht.

Es konnte nicht die gesamte Standardserologie gemacht werden, weil die Patientin nicht in die Praxis kommen konnte und ohne Referenzlabor unsere Werte der MIT nicht richtig untersucht werden können. Der Patientin geht es nicht gut. Sie ist krankgeschrieben und braucht sehr viel Schlaf. Sie hat das Gefühl, einen schweren Infekt zu haben. Sie klagt über Gelenkschmerzen und allgemeines Erschöpfungsgefühl.

		Messwert	Referenzwert
Hepatis A, B, C, D, E	IgA	negativ	
	IgG	negativ	
ANA IIF HEp-2	Titer	**1:160**	<1:160
M2+gp210+sp100 EIA IgG+A	Unit	2	<21
Aktin IgG	Units	**41**	<20
LKM-1 IgG	Units	1	<21
SLA/LP IgG	Units	2	<21
Epstein-Barr-Virus	EBV-VCA-IgG	**1:1280**	<1:80
	EBV-VCA-IgM	negativ	<1:80
	EBV-EA-IgG	<1:10	<1:10
	EBV-EBNA-IgG	1:160	<1:80

Tab. 7

Man sieht, dass es leicht erhöhte Werte ANA IIF HEp-2 und Aktin IgG gibt, was für eine autoimmune Hepatitis sprechen könnte, jedoch sind alle anderen Werte für AI-Hepatitis negativ. Epstein-Barr-Virus ist reaktiviert.

Therapie MIT:

- 2LHC Therapeutikum bei allen Hepatitisformen (außer Hepatitis A), weil der Auslöser eventuell die akut durchgemachte Hepatitis E war (auch ohne Antikörpernachweis).
- 2LEBV

BIGmed:

- AUTIMREG

Orthomolekulare Therapie

- Leber Phase 1 und 2 von Life Light®

Therapiedauer zunächst 3 Monate, danach Kontrolle, diesmal in einem Referenzlabor der MIT.

Kontrolle nach 3 Monaten		Messwert	Referenzwert
Lebertransaminasen		In der Norm	
Bilirubin		In der Norm	
ANA IIF HEp-2	Titer	**1:320**	<1:160
M2+gp210+sp100 EIA IgG+A	Unit	negativ	<21
Aktin IgG	Units	negativ	<20
	IgG-Ak (IFT)	**1:5120**	<1:80
Varizella-Zoster-Virus	IgA-Ak (IFT)	**1:20**	<1:10
	IgG-Ak (IFT)	**1:10240**	<1:10
Epstein-Barr-Virus	EBV VCA IgG	**1:2560**	<1:80
	EBV-VCA-IgM	negativ	<1:80
	EBV-EA-IgG	<1:10	<1:10
	EBV-EBNA-IgG	1:160	<1:80

Tab. 8

Der hohe Wert von Varizella Zoster sticht sofort ins Auge. Der Wert von EBV-VCA-IgG hat sich verdoppelt, was unter Therapie jedoch kein schlechtes Zeichen sein muss. ANA IIF HEp-2 hat sich deutlich erhöht, es scheint eine autoimmune Tendenz zu bestehen, jedoch sind die AI-Werte der Leber nicht mehr erhöht. Parvovirus B-19 wurde aufgrund der Gelenkbeschwerden zusätzlich bestimmt und erscheint hier hoch reaktiv.

Immunstatus: Gesamtlymphozyten und B-Lymphozyten unter der Norm (ohne Abb.)

Weitere Therapie MIT
- 2LEID täglich 1 Kapsel
- 2LEBV im täglichen Wechsel mit 2LZONA
- Parvovirus C30 täglich 2 Granula

Nach weiteren 2 Monaten fühlt sich die Patientin wieder sehr gut. ANA IIF HEp-2 wurde beim Hausarzt nochmals kontrolliert, der Wert war wieder in der Norm.

Die Therapie wurde für weitere 2 Monate analog wiederholt. Danach war die Patientin vollkommen beschwerdefrei, auf weitere Laboruntersuchungen wurde deshalb verzichtet.

6 Monate nach Therapieende hat die Patientin einen Infekt mit Covid-19 ohne weitere Folgen gut überstanden.

Endokrine Erkrankungen

Autoimmune Schilddrüsenerkrankungen

Eine funktionelle Störung kann zu einer Unter- oder Überfunktion der Schilddrüse führen. Diese wird hier nicht besprochen. Wenn keine Autoantikörper vorhanden sind, handelt es sich nicht um eine autoimmune Schilddrüsenerkrankung.

Die Unterfunktion ist oft abhängig von Mängeln, insbesondere Vitamin D und Jod, sowie von einer möglichen Östrogendominanz (Pille).

Die Überfunktion ist recht selten und meist im Zusammenhang mit einer Größenzunahme der Schilddrüse (Kropf oder Schilddrüsenadenom) zu sehen.

Autoimmune Schilddrüsenerkrankungen sind die häufigsten Autoimmunerkrankungen.

Interessanterweise treten sie vor allem im Zusammenhang mit einer höheren Jodversorgung durch Zusatz in den Lebensmitteln auf. Es ist seit Langem bekannt und dokumentiert, dass in Gebieten mit einer höheren Jodversorgung die Autoimmunerkrankungen der Schilddrüse häufiger auftreten als in Gebieten mit geringerer Jodversorgung. 10 % der Bevölkerung im deutschsprachigen Raum leiden unter autoimmunen Schilddrüsen-Erkrankungen, davon sind 80 % Frauen.

Da in den deutschsprachigen Ländern verschiedene Begriffe für die Autoantiköper verwendet werden hier zunächst eine Erklärung:

MAK ist die Abkürzung für Mikrosomale Antikörper, also Antikörper gegen Schilddrüsen-Mikrosomen (= kleine Strukturen innerhalb einer Schilddrüsenzelle). Diese Antikörper richten sich jedoch nicht nur gegen Mikrosomen als Ganzes, sondern vor allem gegen das Enzym TPO. Daher werden die mikrosomalen Antikörper auch **TPO-AK** genannt.

TAK sind Thyreoglobulinantikörper, daher ist hier auch häufig die Abkürzung **TG-AK** zu finden. Diese Antikörper greifen also das Eiweiß (das Thyreoglobulin) an, aus dem die aktiven Schilddrüsenhormone T3 und T4 entstehen sollen.

TRAK oder **TSH-Rezeptorantikörper s**ind Antikörper, die sich auf die Rezeptoren setzen, die eigentlich für das TSH bestimmt sind. Sie regen die Schilddrüse übermäßig stark dazu an, die Schilddrüsenhormone T3 und T4 ins Blut abzugeben, was zu einer Überfunktion führt.

Im Folgenden werden die Begriffe TPO-AK, TG-AK und TRAK verwendet.

Schilddrüsenhormone sind:
- TSH = thyroideastimulierendes Hormon (Thyrotropin), wird von der Hypophyse gebildet
- fT3 = freies Trijodthyronin
- fT4 = freies Thyroxin

Hashimoto-Thyreoiditis

Bei der Hashimoto-Thyreoiditis handelt es sich um eine Autoimmunerkrankung, die zu einer chronischen Entzündung der Schilddrüse führt.

Die Hashimoto-Thyreoiditis tritt bevorzugt bei Frauen auf und hier mehrheitlich bei über 40-Jährigen. Es handelt sich um eine progressive Zerstörung des Schilddrüsenparenchyms durch lymphozytäre Infiltrate, die zu einer lokalen Fibrose führen. Es kommt zu herdförmigen Epithelproliferationen, die auch zu krebsartiger Veränderung führen können.

Symptome

Es kommt zu den üblichen Symptomen einer Schilddrüsenunterfunktion, wie:
- Kälteempfindlichkeit und entsprechendes Frieren
- ständige Müdigkeit und Antriebsschwäche
- Konzentrationsprobleme
- nachlassende Leistungsfähigkeit
- verlangsamter Herzschlag und Herzstolpern
- Wassereinlagerungen an verschiedenen Körperstellen (u. a. Lidschwellungen)
- Gewichtszunahme trotz normalen Essens
- gestörte Sexualhormonbildung bei Frauen und Männern
- Libidostörungen bei Frauen und Männern
- Zyklusstörungen bei Frauen
- Potenzstörungen bei Männern
- Unfruchtbarkeit bei Frauen und Männern

Das Krankheitsgefühl ist jedoch ein anderes als bei einer Unterfunktion. Da es sich um eine Erkrankung und nicht lediglich um eine Funktionsstörung eines einzelnen Organes handelt, kommt es zu Symptomen wie bei einem grippalen Infekt oder Schmerzen im Bereich der Schilddrüse.

Auch wurde öfters über heisse oder schmerzhafte Fusssohlen berichtet sowie über:
- Gelenkschmerzen
- Muskelschmerzen (eventuell auch hormonell ausgelöst)
- Verhärtung von Sehnen und Muskeln
- unterschiedliche Hautveränderungen (z. B. Urtikaria, Rosazea)
- stecknadelkopfgrosse, weisse Flecken auf den Unterarmen
- Pigmentstörungen der Haut (Vitiligo)
- Trockenheit der Schleimhäute (Sicca-Syndrom)
- Stimmungslabilität (sowohl durch Immunkrankheit ausgelöst als auch durch hormonelle Veränderungen)
- neurologische Symptome (Neuritiden), Schwindel, unsicherer Gang
- extrem selten epileptische Anfälle, Halluzinationen, psychiatrische Symptome (Hashimoto-Enzephalopathie)
- allgemeine Schwäche, geringe Belastbarkeit
- Übelkeit und Magen-Darm-Probleme, Verdauungsprobleme
- Augenerkrankung (endokrine Orbitopathie)
- grippeähnliche Symptome
- Lymphknotenschwellung
- Fieber

Diagnostik

Der Nachweis von Autoantikörpern ist bei Hashimoto zwingend.

Schilddrüsenwerte und Autoantikörper

Hashimoto-Thyreoiditis	TSH	fT3	fT4	TG-AK	TPO-AK	TRAK
	erhöht	erniedrigt	erniedrigt	positiv	positiv	negativ

Tab. 9

HLA
Es gibt eine Assoziation zwischen den HLA-Klasse-II-Molekülen (DRB1*03-DQB1*02-DQA1*05), DR4 und DR5 und dem Auftreten einer Hashimoto-Thyreoiditis. Einen schützenden Effekt scheint DR7 (DRB1*07-DQB1*02-DQA1*02) zu haben.[13]

Da jedoch bei verschiedenen ethnischen Abstammungen andere HLA-Klassen vorkommen und für Erkrankungen verantwortlich sind, kann eine Zuordnung nicht generalisiert werden.

Umweltfaktoren werden ebenso beschrieben, so vor allem das Rauchen und auch eine zu hohe Jodversorgung. Ebenso fördert ein **Mangel** an Selen und vor allem Vitamin D die Entstehung eines M. Hashimoto.

Morbus Basedow

Morbus Basedow ist eine Autoimmunerkrankung, bei welcher sich Autoantikörper an TSH-Rezeptoren binden. Dies führt zu einer Stimulation (analog des TSH) der T4-produzierenden Zellen. Daraus resultierten eine Schilddrüsenüberfunktion und Proliferation (Zellvermehrung, Struma).

Es scheint so, dass Morbus Basedow häufiger in jenen Ländern vorkommt, in denen jodiertes Salz oder sogar Trinkwasser (USA) angeboten wird. In Ländern mit guter Jodversorgung (wie beispielsweise den USA) ist der Morbus Basedow mit über 95 % der Fälle die häufigste Ursache für eine Hyperthyreose, in Ländern mit schlechter Jodversorgung ist dagegen der Kropf häufiger.

Symptome
- Schlaflosigkeit
- Gereiztheit
- Nervosität und Zittern (feinschlägiger Tremor)
- Herzrasen, Extrasystolen, Vorhofflimmern
- Gewichtsverlust trotz Heisshungers
- Wärmeintoleranz, Schweissausbrüche warme feuchte Haut
- gesteigerte Stuhlfrequenz
- Schwäche der Muskulatur

13 Zeitlin et al., Analysis of HLA class II genes in Hashimoto's thyroiditis reveals differences compared to Graves' disease, Genes Immun 2008 Jun;9(4):358–63, PubMed-ID 18449200, https://www.nature.com/articles/gene200826 [Abgerufen: 30.05.2021]

- Osteoporose
- Zyklusstörungen bei der Frau, bis hin zu vorübergehender Unfruchtbarkeit

Bei deutlicher Schilddrüsenvergrösserung klagen die Patient*innen auch über:
- Druck-, Enge- oder Klossgefühl im Hals,
- Missempfindungen beim Tragen enger Kragen,
- Schluckbeschwerden oder
- Luftnot bei Belastung.
- Eine häufige Manifestationsform des Morbus Basedow ausserhalb der Schilddrüse ist das Hervortreten der Augäpfel (Exophthalmus). Der Schauspieler und Komiker Marty Feldmann ist ein berühmtes Beispiel für einen solchen Exophthalmus.

Diagnostik
- Es sind in 90 % der Fälle die TSH-Rezeptor-Antikörper (TRAK) nachweisbar.
- Schilddrüsen-Peroxidase-Antikörper (TPO-AK) sind in 70 % der Fälle vorhanden.
- Circa 40 % der Hyperthyreosen werden durch den Morbus Basedow verursacht.

Schilddrüsenwerte und Autoantikörper

M. Basedow	TSH	T3	T4	TG-AK	TPO-AK	TRAK
	erniedrigt	**erhöht**	**erhöht**	negativ	**positiv**	**positiv**

Tab. 10

HLA

Der Morbus Basedow ist mit dem Antigen HLA-DR3 assoziiert. Als HLA-DR3-assoziierte Autoimmunerkrankung kommt er gehäuft zusammen mit anderen Autoimmunerkrankungen vor, die ebenfalls mit HLA-DR3 assoziiert werden:
- Diabetes mellitus Typ1 (S. 139)
- Typ-A-Gastritis (S. 105)
- Myasthenia gravis (S. 165)
- Lupus erythematodes (S. 153)
- Morbus Werlhof
- Vitiligo
- Morbus Addison und
- Chronische Polyarthritis (S. 198)

Diagnostik MIT
- Standardserologie
  - häufig: Zoster, Herpes I und II, sowie EBV
- Immunstatus
- HLA-Typisierung

Häufige Erreger bei autoimmunen Schilddrüsenerkrankungen:

- Parvovirus B19
- Hepatitis C
- intrazelluläre Bakterien, wie Chlamydia trachomatis und Chlamydophila pneumoniae
- Yersinien (pseudotuberculosis und enterocolitica)
- nach Enderlein: Bacterium Cereus

Weitere Abklärungen

- Nährstoffprofil:
  - insbesondere Vitamin D
  - Jod
  - Ferritin
  - Selen
- Toxische Belastungen:
  - Fluor (Antagonist zu Tyrosin)
  - Belastung mit Jod
  - Radioaktivität[14]
  - Rauchen
  - Schwer- und Leichtmetalle
    - aus dem Zahnbereich (Amalgam)
    - Aluminium aus Kosmetik und Zahnpasten
- Zahnstörfelder

Folgende Zähne und Zahnregionen stehen im direkten Zusammenhang mit den endokrinen Drüsen und der Schilddrüse:

Zähne[15] im Oberkiefer (OK): Bei paarigen Organen spielt die jeweilige Seite eine Rolle.

OK links	Zugeordnete endokrine Drüse (links)	OK rechts	Zugeordnete endokrine Drüse (rechts)
11	Epiphyse	**21**	Epiphyse
12	Epiphyse	**22**	Epiphyse
13	Hypophysen- Hinterlappen	**23**	Hypophysen- Hinterlappen
14	Hypophysen- Hinterlappen	**24**	Hypophysen- Hinterlappen

▶

14 Kurz nach einem Unfall in einem Kernkraftwerk (Tschernobyl, Ukraine, 1986, und Fukushima, Japan, 2011) wird zunächst ein radioaktives Jod freigesetzt. Weil Jod für die Funktion der Schilddrüse unentbehrlich ist, wird anstelle von normalem Jod sofort das radioaktive, instabile Isotop Jod-131 eingelagert.

15 Es werden die Zähne von der Mitte vorn (Schneidezähne) nach hinten gezählt (1 = Schneidezahn, 8 = Weisheitszahn).

OK links	Zugeordnete endokrine Drüse (links)	OK rechts	Zugeordnete endokrine Drüse (rechts)
15	Thymus	25	Thymus
16	**Schilddrüse**	26	**Schilddrüse**
17	**Nebenschilddrüse**	27	**Nebenschilddrüse**
18	Hypophysenvorderlappen	28	Hypophysenvorderlappen

Tab. 11: Organzuordnung der Zähne im Oberkiefer

Bei Verdacht auf Zahnstörfelder kann RANTES (Zytokin) im Serum überprüft werden.

Schilddrüsenerkrankungen und Psyche

Zwischen der Schilddrüsenfunktion und der psychischen Befindlichkeit gibt es eine enge Verbindung.

Bei Unterfunktion finden sich Ermüdung, Antriebsarmut bis zu Agonie, gepaart mit depressiver Verstimmung, während bei Überfunktion eine gewisse Überaktivität, Schlaflosigkeit, Aggressivität und auch Depression zu beobachten sind.

Bei beiden Formen kann es zu latenter Unruhe, zu Angst- und Panikattacken kommen. Depressionen sind häufiger bei erniedrigten T3-Werten zu finden.

Stress oder Traumata können eine autoimmune Erkrankung auslösen. So wurden im 2. Weltkrieg nach Bombenangriffen sogenannte „Schreckbasedow" beobachtet.

Durch die Bildung von Cortisol, welches ein Antagonist zur Tyrosinbildung ist, kann es zu 1. Schilddrüsenunterfunktion, im Zusammenhang mit der Reaktivierung von Herpesviridae 2. zu autoimmunen Schilddrüsenerkrankungen kommen.

Therapie autoimmuner Schilddrüsen-Erkrankungen

Diagnostik MIT

Entsprechend der Serologie und Immunstatus,

- bei akuten Entzündungsprozessen: INFLAM
- bei rheumatischer Beteiligung 2LARTH

- HLA-SMM C27
- BIGmed: THYREOREG/MIR
- Erreger-Nosoden

Phytotherapie bei Überfunktion

- Herzgespann
- Lavendel
- Salbei
- Wolfstrappkraut
- Zitronenmelisse

Phytotherapie bei Unterfunktion

- Algenextrakte
- Blasentang
- Hirtentäschel
- Islandflechte
- Meerträubel

Zur Unterstützung der Schilddrüsenfunktion

- L-Tyrosin
- Thyroid (Organpräparat)
- Organpräparate WALA oder andere Hersteller
- Wo nötig, müssen vorübergehend Schilddrüsenhormone geben werden. Diese sollte nur kurzfristig angewendet werden, damit die Schilddrüse ihre Funktion nicht verliert.

Therapie von Zahnstörfeldern

Vorübergehend kann mit RANTES C27 behandelt werden, um zu sehen, ob sich eine Verbesserung einstellt.

Wurzelbehandelte Zähnen sollten in der Regel entfernt werden, da sich nach einer gewissen Zeit an den Wurzelspitzen entzündliche Zysten bilden. Es kann jedoch auch mit Neuraltherapie versucht werden, die Störung und Blockade zu beheben, um eventuell später eine langfristige Lösung (Extraktion) zu erwägen.

Psyche
Schisandra sinensis ist ein „Aufheller", der nicht abhängig macht. Nebst einer antidepressiven Wirkung moduliert Schisandra das Immunsystem günstig, wirkt sich positiv auf den Fettstoffwechsel aus und wirkt antientzündlich.

Homöopathie
- Der Klassiker bei depressiven Verstimmungen ist Natrium muriaticum.

MIT
- 2LDEP ist das Mittel der MIT bei Depressionen
- 2LMISEN bei Stress

Weitere Behandlungsmöglichkeiten:
- Orthomolekulare Therapie, Substitution von Mängeln
- Isopathie: Latensin (Bacillus Cereus)
- Ausleitungstherapien und Entgiftung (S. 277)
- Akupunktur
- TCM

Therapiedauer und Erfahrung
Beim **M. Hashimoto** kann man recht erfolgreich sein, wenn sämtliche Erreger unter Kontrolle sind. Das Problem besteht darin, dass oft Schilddrüsengewebe zerstört wurde und es lange dauert, bis die Schilddrüse wieder an Größe zunimmt. Die dadurch entstehende Unterfunktion muss man therapeutisch unterstützen. Wichtig ist die permanente Kontrolle der Schilddrüsenwerte. Wenn die Autoantikörper nicht mehr nachweisbar sind, kann die Heilung beginnen. Der Prozess bis dahin kann mehrere Jahre dauern, es ist die Geduld der Patienten, aber auch die des Therapeuten gefordert. Die Supplementierung von Vitamin D, eventuell Jod, Selen und anderen Nahrungsergänzungsmitteln, die für eine gute Schilddrüsenfunktion unabdingbar sind, muss fortgesetzt werden.

Bei **M. Basedow** ist die Therapie oft schwieriger, denn die Überfunktion führt zu einigen Symptomen, die unter Umständen eine Gefahr für die Gesundheit darstellen, insbesondere die gesamte Herzsymptomatik. Oft ist wegen der Grössenzunahme der Schilddrüse eine Operation leider unumgänglich. Auch Beim M. Basedow müssen die Schilddrüsenwerte gut überwacht werden. Wenn die Grössenzunahme zur Ruhe kommt, die Autoantikörper negativ sind und zumindest EBV nicht mehr reaktiviert ist, kann die Heilung beginnen.

Diabetes mellitus Typ 1 und 2

Typ 1 ist eine autoimmune Erkrankung mit Untergang von Beta-Zellen.

Typ 2 ist meist erworben und keine autoimmune Erkrankung, sondern eine Organschwäche, also eine Unterfunktion der Bauchspeicheldrüse. Aus verschiedenen Gründen produziert die Bauchspeicheldrüse nicht mehr genügend Insulin, weshalb der Blutzuckerspiegel steigt.

Im heutigen Sprachgebrauch wird mit Typ 1 alles bezeichnet, was ein „insulinpflichtiger" Diabetes ist. Patienten mit Typ 2 hingegen benötigen meist nur Medikamente zur Senkung des Blutzuckerspiegels.

Symptome

- dauerndes Durstgefühl
- häufiges Urinieren (auch nachts)
- Appetitlosigkeit oder Heißhunger
- Gewichtsverlust oder Gewichtszunahme
- Müdigkeit
- Abgeschlagenheit
- psychische Probleme
- nachlassende Sehstärke
- Juckreiz
- Potenzstörungen bei Männern
- Muskelkrämpfe
- schlecht heilende Wunden
- häufige Infektionen
- Empfindungsstörungen (z. B. von Druck oder Temperatur)
- sexuelle Lustlosigkeit bei Frauen und Männern

Mögliche Komplikationen

- Unterzuckerung (Hypoglykämie) durch Insulingaben oder Glukosesenkung
  - Anzeichen für eine Hypoglykämie sind z. B. ein schneller Puls, Schweißausbrüche, plötzliche Kopfschmerzen, weiche Knie, Zittern, Konzentrationsstörungen oder Verwirrtheit. Es ist wichtig, sofort gegenzusteuern und etwas Zuckerhaltiges zu essen, z. B. ein Stück Traubenzucker. Ansonsten kann die Unterzuckerung bis zur Bewusstlosigkeit führen.
- Überzuckerung (Hyperglykämie) mit diabetischer Ketoazidose oder hyperosmolarem hyperglykämischem Syndrom. Bei dauerhaftem Insulinmangel fällt eine große Menge an Ketonkörpern an, sodass es zu einer schweren Stoffwechselentgleisung kommt. Die Ketonkörper bewirken eine Übersäuerung des Blutes (metabolische Azidose), die zur Bewusstlosigkeit führen und lebensbedrohlich sein kann.

Mögliche Folgeerkrankungen durch den Diabetes
- Netzhautschäden (diabetische Retinopathie)
- Nierenerkrankung (diabetische Nephropathie)
- diabetischer Fuß durch schlechte Durchblutung und Wundheilung
- Herz-Kreislauf-Erkrankungen

Mögliche Erreger und Ursachen
- Coxsackievirus:
  - Im Virusprotein der Untergruppe Coxsackie B gibt es Übereinstimmungen mit Bestandteilen von Inselzellen. Deshalb stehen die Coxsackie-B-Viren im Verdacht, nach einer Infektion eine anhaltende Abwehrreaktion auszulösen, die zur Zerstörung der Inselzellen und damit zum Typ-1-Diabetes führt.
- Cytomegalievirus
- Echoviren
- Vertreter der Gattung der Enteroviren
- Hepatitis C
- Herpesviren Typ 1 und 2
- Mumpsvirus
- Rubeolavirus (Röteln)
- Ein Vitamin-D-Mangel kann mit erhöhter Wahrscheinlichkeit zu Typ-1-Diabetes führen.
- Die Entstehung eines Diabetes Typ 2 ist stark von Ernährung (Kohlhydrat- und Zucker-lastig, Alkohol) abhängig.
- Auch toxische Belastungen durch Schwer- und Leichtmetalle können die Bauchspeicheldrüse belasten sowie
- chronische Darmentzündungen (S. 108ff).

Diagnostik
- Messung von Blutzucker und HbA1c
- oraler Glukosetoleranztest (oGTT)
- Enzyme der Bauchspeicheldrüse (bei Diabetes Typ 2)
- Die Bestimmung von Insulin und C-Peptid erfolgt primär zur Differentialdiagnose des Diabetes. Es zeigt sich oft ein stark erniedrigter oder negativer C-Peptid-Wert (ein Wert, der die Insulinproduktion der Bauchspeicheldrüse widerspiegelt). Ist das C-Peptid niedrig, ist folglich auch die Insulinproduktion niedrig.
- Autoantikörperbestimmung (bei Diabetes Typ 1)

Autoantikörper Diabetes

Autoantikörper	Beschreibung
Inselzell-AK	Inselzell-AK sind häufig die ersten initialen Beta-Zell-AK und können schon viele Jahre vor Manifestation des Diabetes mellitus nachgewiesen werden.
GAD65-AK	GAD65-Autoantikörper sind spezifisch für den Diabetes Typ 1. GAD-Antikörper bleiben im Krankheitsverlauf des Diabetes länger als Inselzell-AK nachweisbar, können daher also auch noch Jahre nach Erkrankungsbeginn einen autoimmunen Diabetes bestätigen.
IA-2-AK	Die IA-2-AK sind gegen eine Tyrosinphosphatase gerichtet, die sich in der Inselzellmembran befindet. IA-2-AK sind beim Typ-1-Diabetes etwas weniger häufig positiv als Inselzell- oder GAD65-AK
Insulin-AK	Antikörper gegen Insulin können als Folge einer Insulintherapie oder im Rahmen eines Autoimmunprozesses (Insulin-AK) entstehen. Das Auftreten des Insulin-AK ist stark altersabhängig. Insulin-AK spielen eine wichtige Rolle für die Risikoeinschätzung der Entwicklung eines Diabetes bei Kleinkindern. Sie sind meist die ersten Autoantikörper, die sich oft schon mehrere Jahre vor der klinischen Manifestation eines Diabetes mellitus Typ 1 nachweisen lassen.
Zink-Transporter-8-AK	Häufig werden ZnT8-AK nachgewiesen, ohne dass einer der anderen etablierten diabetesspezifischen Autoantikörper positiv ist (in 25–30 % der Fälle). Damit ist eine Steigerung der Gesamtsensitivität auf über 90 % möglich. Zudem besteht eine sehr gute Korrelation des Markers mit Masse und Funktion der Beta-Zellen.

Tab. 12

HLA

HLA-DR	HLA-DQ	Relatives Risiko
DR4	DQB1*03:02	4.6
DR3	DQB1*02:01	5.8
DR3	DQB1*03:02	6.5
DR3/DR4	DQB1*02:01/ DQB1*03:02	26.4
	DQB1*06:02	0.2 (protektiv)

Tab. 13[16]: Mit Diabetes mellitus Typ I assoziierte HLA-Merkmale

Diagnostik MIT

- Standardserologie
- Immunstatus
- HLA-Typisierung
- Serumproteinprofil

Therapie

Zunächst ein wichtiger Hinweis:

Die insulinproduzierenden Beta-Zellen gehen bei einer autoimmunen Erkrankung sehr schnell zugrunde. Lange ging man davon aus, dass sich Beta-Zellen nicht regenerieren können. Mittlerweile könnte das widerlegt sein[17].

Für eine ursächliche Therapie, bleibt deshalb nicht viel Zeit. Es ist jedoch aus Sicht der ganzheitlichen Therapie sinnvoll, wenn man es vermeiden könnte, dass der Patient eine Insulinpumpe benötigt. Durch Insulingaben erhöhen sich die Insulin-AK, was eine ursächliche Therapie leider erschwert.

16 Quelle: IMD-Labor, Berlin

17 Ein Forschungsteam des französischen Instituts für Gesundheit und medizinische Forschung (Inserm) unter der Leitung von Patrick Collombat hat aufgezeigt, dass der mitunter als Nahrungsmittelergänzung eingesetzte Neurotransmitter GABA die Regeneration der insulinproduzierenden Zellen anregt. Diese Entdeckung wurde an Mausmodellen erprobt und zum Teil beim Menschen bestätigt. Diese Entdeckung birgt neue Hoffnungen für Patienten mit Typ-1-Diabetes. https://www.wissenschaft-frankreich.de/gesundheit/ein-nahrungsergaenzungsmittel-zur-behandlung-von-typ-1-diabetes/

Therapie MIT

- entsprechend der Serologie und Immunstatus
- bei akuten Entzündungsprozessen: 2LINFLAM
- HLA-SMM C27
- Erreger-Nosoden
- BIGmed:
  - BETACELLREG/MIR
  - GLUCOREG/MIR

Wichtige ergänzende Therapien:

- GABA 500 mg täglich[17]
- Substitution von Mängeln, insbesondere Vitamin D
- Ernährungsumstellung, Reduktion von Kohlehydraten und Alkohol
- blutzuckersenkende Therapeutika:
  - Nopal
  - Chrom
  - Curcuma
  - Vitamin B_1
  - Zimt
  - Zink

Therapiedauer und Erfahrung

Der **Diabetes Typ 1** ist nur ganz selten therapierbar. Eine Therapie müsste vor dem Untergang der Beta-Zellen stattfinden, was diagnostisch nicht erkennbar ist. Sobald Insulin gespritzt werden muss, entstehen Resistenzen, was den möglichen Therapieverlauf behindert. Es lohnt sich jedoch immer, eine ursächliche Therapie mit der MIT durchzuführen, allen voran EBV und andere Erreger. Es können so weitere Erkrankungen verhindert werden.

Beim **Diabetes Typ 2** können wir als Therapeuten sehr viel bewirken. Wenn die Bauchspeicheldrüse wieder genügend Insulin produziert, kann man von Genesung sprechen. Um dieses Ziel zu erreichen, muss vorab eine gute Diagnostik angestrebt werden. Wenn die Therapiewahl stimmt, kann man in 1–2 Jahren die Therapie beenden.

Hauterkrankungen

Gürtelrose

Die Gürtelrose ist die Folge einer Reaktivierung von Varizella Zoster.

Herpes-Zoster-Viren können wieder aktiv werden, und das auch noch Jahre oder Jahrzehnte nach der Windpockenerkrankung. Dann breiten sich die „aufgewachten" Viren entlang von Nervenbahnen aus und sorgen auf diesem Weg für eine Entzündung des betroffenen Nervengewebes. In dem betreffenden Hautbereich entwickelt sich als Reaktion der typische schmerzhafte Hautausschlag der Gürtelrose.

Symptome

- allgemeines Krankheitsgefühl
- Kopf- und Gliederschmerzen
- leichtes Fieber
- Hautkribbeln
- einschießende Schmerzen (Brennen, Stechen)
- gürtelförmiger Hautausschlag mit flüssigkeitsgefüllten Bläschen, die später verkrusten.
  - Der Ausschlag ist meist einseitig an Brustkorb oder Bauch, aber auch am Hals, im Gesicht oder an der Kopfhaut möglich.
  - Es entwickelt sich nicht immer ein Ausschlag, weshalb die Diagnose „Gürtelrose" oftmals nicht gestellt wird, obwohl eine Reaktivierung von Varizella Zoster vorhanden ist.
- Nervenschmerzen

Da sich Zosterviren gerne im Kopfbereich aufhalten, könne auch die Augen oder die Gesichtsnerven betroffen sein. Als schwere Komplikation kann es zu einer Zoster-Enzephalitis kommen.

Ursachen

Eine Gürtelrose tritt häufig bei geschwächtem Immunstem auf. Jedoch können Stress und Traumata eine spontane Gürtelrose begünstigen. Auch gegen Windpocken Geimpfte können eine Gürtelrose entwickeln.

Weitere Auslöser können sein:

- UV-Strahlung: In zu hohen Dosen kann UV-Strahlung eine Gürtelrose auslösen. So kommt es durchaus vor, dass der Varizella Zoster einem starken Sonnenbrand folgt.
- andere Infekte, die dem Varizella Zoster vorausgehen: Sie können eine Gürtelrose begünstigen. Hier reicht manchmal schon ein grippaler Infekt, auch die Reaktivierung von EBV kann eine Gürtelrose begünstigen.
- AIDS: Bei diesem durch das HI-Virus hervorgerufenen Syndrom werden bestimmte Zellen des Immunsystems zerstört (T-Zellen).
- Krebserkrankungen: Diese schwächen oft das Immunsystem.
- Supprimiertes Immunsystem durch z. B. Chemotherapie oder Medikamente, zum Beispiel TNF-Blocker im Rahmen einer Rheumatherapie.
- anerkannte Impfnebenwirkung nach mRNA-Impfung (Covid-19).

Diagnostik

Bei Verdacht sollte immer die gesamte Standardserologie der MIT veranlasst werden, denn:

- In seltenen Fällen sind die Symptome bei Herpes simplex ähnlich und können nur mittels Blutuntersuchung sicher unterschieden werden.
- Oft kann auch ein reaktivierter EBV das Immunsystem belasten.

Immunstatus, da ein geschwächtes Immunsystem die Gürtelrose fördert.

Varizella Zoster IgA-AK muss zwingend positiv sein bei einer Reaktivierung. Sollte Herpes Typ 1 oder 2 hingegen positiv sein, handelt es sich um Herpes simplex, der entsprechend anders mit 2LHERP zu therapieren ist.

Therapie MIT

- 2LZONA im akuten Stadium bis zu 3 Kapseln täglich
- bei geschwächtem Immunsystem 2LEID, dazu 1 Kapsel täglich
- bei hyperaktivem Immunsystem 2LEAI 1 Kapsel täglich
- je nach Serologie weitere Präparate

Therapiedauer und Erfahrung

Die Therapie muss so lange beibehalten werden, bis die Beschwerden komplett verschwunden sind und keine IgA-AK Varizella Zoster mehr nachweisbar ist. In der Regel kann das 4–6 Monate dauern, manchmal auch länger. Die Dauer der Therapie hängt davon ab, ob das Immunsystem Blockaden aufweist, dann müssen auch andere Erreger, allen voran EBV, mittherapiert werden; eine Immunschwäche oder ein überschießendes Immunsystem müssen ebenso mittbehandelt werden.

Weitere Hauterkrankungen

Die Differenzialdiagnostik der folgenden Hauterkrankungen ist nicht einfach. Oft kann man diese kaum unterscheiden.

Hinweis: Gerade bei den unterschiedlichen und dennoch ähnlichen Krankheitsbildern hat die Mikroimmuntherapie wundervolle Möglichkeiten. Keine andere Therapieform hat das diagnostische Werkzeug und die entsprechende Therapie, die oft erfolgreich angewendet werden kann, wenn sie aufgrund einer sorgfältigen Diagnostik zusammengestellt wurde.

Alopezie

Die Alopezie wird am Ende dieses Kapitels besprochen, weil sie oft eine Folgeerkrankung anderer Hautkrankheiten sein kann.

Ekzeme und allergische Hautreaktionen

siehe Allergien (S. 84ff)

Lichen

Lichen ruber (Knötchenflechte)

Der Lichen ist eine der häufigsten Hauterkrankungen. Er tritt als chronische oder subakut verlaufende Dermatose auf, die mit Juckreiz und Papeln einhergeht.

Lichen taucht meist im Zusammenhang mit anderen Erkrankungen auf und ist somit keine eigenständige autoimmune Erkrankung. Deshalb gibt es bislang keine Autoantigene, die die Diagnose eines Lichens sichern könnten. Es wurden wohl vereinzelt spezifische Antikörper SES-ANA nachgewiesen, die jedoch eher auf eine chronische ulzerative Stomatitis hinweisen.

Assoziierte Krankheiten, die einen Lichen verursachen können, sind unter anderen:
- systemischer Lupus erythematodes (S. 153)
- Sklerodermie (S. 162)

- Alopecia areata (S. 146)
- Colitis ulcerosa (S. 110)
- Primär biliäre Zirrhose
- Diabetes mellitus (S. 139)
- Chronisch aktive Hepatitis (S. 121)
- Chronisch ulzerative Stomatitis (CUS)

Folgende Medikamente begünstigen die Bildung von Lichen:

- Betablocker
- Interferone
- Chloroquin
- NSAR (nichtsteroide Antirheumatika)
- Protonen-Pumpen-Hemmer
- Tetracycline

Veränderungen der Mundschleimhaut können durch Kontakt mit Amalgamfüllungen (Quecksilberverbindungen) entstehen, ebenso bei Goldlegierungen. Auch psychoimmunologische Einflüsse spielen eine Rolle, genau wie Stress.

Beim Lichen ruber planus scheint es sich um eine autoimmune Reaktion mit Beteiligung von TH1-Helferzellen der T4-Lymphozyten zu handeln. Das proinflammatorische Zytokin Interferon-γ ist im Zusammenhang mit der MHC-Klasse II an der Entwicklung des Lichen ruber planus beteiligt.

Symptome

Es finden sich mehrere Effloreszenzen, die juckende Papeln bilden. Die betroffenen Stellen spiegeln im Gegenlicht (lichenoider Glanz). Die Papeln können zusammenfließen und flechtenartige Herde bilden. Zunächst sind die Herde rötlich entzündet, später können die Stellen braun (Postinflammatorische Hyperpigmemtierung der Haut) bleiben.

Auf den Schleimhäuten können feine weiße Streifen sichtbar werden, die besonders nach Anfeuchten zu erkennen sind.

Es gibt verschiedene Formen und Verteilungen des Lichen, wobei diese auch gleichzeitig vorkommen können. Es werden hier nicht alle Formen einzeln aufgeführt.

Der **eruptive Lichen** ist meist subaktut und weist in der Regel zunächst wenige und nicht konfluierende Papeln auf, die oft symmetrisch an den folgenden Stellen auftreten:

- Beugestellen der Handgelenke
- Fußrücken
- Unterarme
- Schienbein

- nicht selten auch äußere Genitale
- Mundschleimhaut
- Haare und Nägel

Im Zusammenhang mit venösen Insuffizienzen kann sich der **verruköse Lichen** ruber bilden, er betrifft vor allem die Schienbeine und den Fußrücken.

Ein **Lichen der Nägel** kann einzeln auftreten. Auffallend sind Längsrillen und Keratosen unter den Nägeln, es kommt es zu strangförmigen Verwachsungen von Nagelfalz und Nagelbett, in diesen Strängen kann es zu Einblutungen kommen.

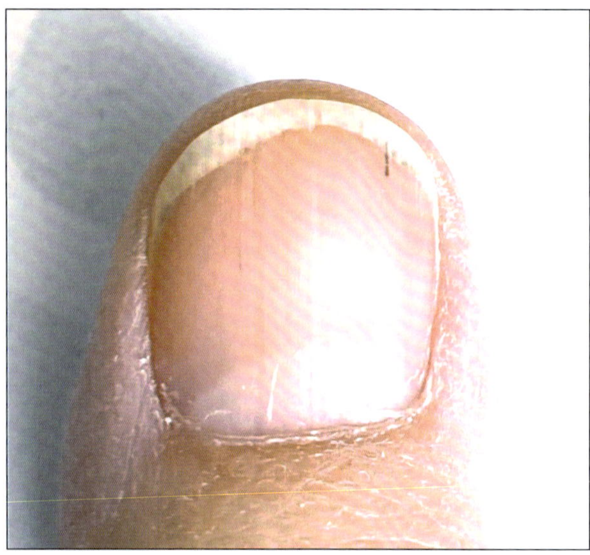

Abb.: 9 Lichen-Nagel

Der **Lichen planopilaris** ist eine Erkrankung der Haarfollikel, er kann zusätzlich oder einzeln auftreten. Es bilden sich rosafarbene Knötchen rund um die Follikel. Es werden auch konisch zugespitzte Formen mit Hyperkeratose beobachtet. Wahrscheinlich handelt es sich um eine autoimmune Reaktion, was bislang nicht vollständig gesichert ist. Hormonelle Faktoren und Medikamente scheinen Auslöser zu sein, betroffen sind vor allem Frauen nach der Menopause. Die Haarfollikel werden durch entzündliche Prozesse zerstört, was zu narbiger Alopezie (Haarausfall) führt.

Es bestehen Assoziationen mit Autoimmunerkrankungen wie:

- Autoimmunthyreoiditis (S. 130)
- Psoriasis (S. 158)
- Sklerodermie (S. 162)
- Dermatitis herpetiformis (S. 150)

Lichen planus der Mundschleimhaut zeigt sich in Rötungen oder als weiße Flecken, die sich abwechseln können. Kontaktallergien gegen Dentalwerkstoffe müssen ausgeschlossen werden.

Der **genitale Lichen** äußert sich bei Frauen als stark juckende Läsion der Schamlippen; bei Männern kann er sich an der Glans manifestieren. Meist ist diese Form des Lichens sklerosierend und sie wird deshalb besonders erwähnt.

Lichen sclerosus

Symptome

Betroffen sind meistens erwachsene Frauen. Es entstehen weissliche harte Hautknoten, die stark jucken. Betroffen sind meist die äusseren Schamlippen, aber auch der Bereich um den After. Nicht selten kann ein Lichen auch im Schulter-Rücken-Bereich und auf den Oberschenkelinnenseiten auftreten.

Sind nur die Geschlechtsorgane befallen, spricht man auch vom **Lichen sclerosus genitalis.**

Alle Formen des Lichens sind NICHT ansteckend!

Ursachen

Neuere Untersuchungen[18] haben einen Zusammenhang zwischen Lichen sclerosus und einer spezifischen HLA-Expression gefunden. Hierbei ist erwähnenswert, dass 50 % der Untersuchten auch Antikörper gegen Thyreoperoxidase (siehe M. Hashimoto, S. 131) aufwiesen. Die häufigsten HLA-Merkmale sind:

B*15, B*57, CW*03, CW*07, CW*18, DRB1*04, DRB1*07, DRB4*.

Diagnostik aller Formen des Lichens

Die Diagnostik besteht vor allem darin, die verschiedenen assoziierten autoimmune Erkrankungen entweder auszuschließen oder zu erkennen.

18 Aslanian FM, Marques MT, Matos HJ et al. HLA markers in familial Lichen sclerosus. J Dtsch Dermatol Ges. 2006 4(10):842–7. doi: 10.1111/j.1610-0387.2006.06087.x.

Diagnostik MIT

- Standardserologie
- Immunstatus
- TH1/TH2 /TH17
- Gesamt-IgA und Gesamt-IgE
- Gliadin-Antikörper (Dermatitis herpetiformis)

Zusätzliche Abklärungen

- Nährstoffanalyse (Vitamine, Mineralien)
- Stuhluntersuchung:
  - Mikrobiom
  - Dysbiose
  - Parasiten
  - Pilze (Candida)
- Nahrungsmittelunverträglichkeiten
- toxische Belastungen (Metalle, Toxine)
- Histaminintoleranz
- psychische Belastungen, Stress

Therapie

- Je nach Diagnostik, ob allergisch oder entzündlich:
  - 2LALERG
  - 2LINFLAM
- 2LHERP
- 2LZONA
  - BIGmed:
  - PRURIREG bei kutanem Juckreiz irgendeiner Ätiologie
- ATOPREG bei Hautatopie regulierend
- Für die Therapie der meist sehr trockenen Haut haben sich Borretschöl-Kapseln 500 mg 3 x täglich bewährt. Es sollte vermieden werden, dass die Haut mit Salben „zugefettet" wird, denn es ist wichtig, dass die Haut atmen kann.
- Für die Hautpflege eignen sich hydrophile Salbengrundlagen, denen man Nosoden (z. B. Herpes simplex oder Varizella Zoster) beimischen kann.
- Allergostop® ist eine Option, die bei der allergischen Neurodermitis eingesetzt werden kann.
- Neurodermitis-Bad (Rezept der Autorin):
  - 1 Esslöffel natives Olivenöl, 1 Esslöffel Mandelmilch, ½ Teelöffel frischer Zitronensaft in ein Vollbad geben

- Neurodermitis-Tinktur (Rezept der Autorin):
  - 10 ml Urtica Urtinktur, 10 ml Kamille Urtinktur, 10 ml Hamamelis Urtinktur und 10 ml Calendula Urtinktur gut verschütteln und auf 500 ml mit Aqua destillata auffüllen. Die Tinktur kann direkt auf die betroffenen Hautstellen gegeben werden.

CAVE!

Wenn große Hautflächen betroffen sind, kann es sich um eine Notfallsituation (vor allem bei Kindern) handeln, die kurzfristig mit Cortison behandelt werden muss!

Therapiedauer und Erfahrung

Die Therapie einer Neurodermitis kann sehr langwierig sein. Oft erlebt man ein Auf und Ab über mehrere Jahre. Wenn sich die Haut komplett erholt hat, sollte man alle Parameter kontrollieren und das Gefundene weiter behandeln, um einen erneuten Ausbruch zu vermeiden. Nährstoffmängel müssen vermieden werden, die Haut sollte weiterhin von innen gefettet werden (Borretschöl).

Manchmal ist die Neurodermitis entzündlich und allergisch, in der Praxis hat es sich bewährt, 2LINFLAM und 2LALERG im Wechsel zu geben, um eine stabile Situation zu erreichen. Jeweils ein Blister 2LINFLAM, danach 1 Blister 2LALERG. Die beiden Mittel sind antagonistisch, weshalb man nicht beide gleichzeitig geben kann.

Lupus

Der **Lupus erythematodes** – auch **Schmetterlingsflechte** und **Schmetterlingskrankheit** – genannt, ist eine Autoimmunerkrankung, die in verschiedenen Formen auftritt:

1. Der **systemische Lupus erythematodes** (SLE) ist eine rheumatische Erkrankung aus der Gruppe der Kollagenosen.
2. Der **kutane Lupus erythematodes** (CLE) ist eine reine Hauterkrankung.

Der Lupus erythematodes verläuft meist in Schüben mit aktiven und ruhigen Phasen. Bezeichnend ist ein schmetterlingsförmiges Erythem (Rötung) der Gesichtshaut, welches sich über die Nase auf die Wangen ausbreitet.

Kutaner Lupus erythematodes (CLE)

Beim kutanen Lupus ist in der Regel nur die Haut betroffen, er kann sich jedoch zu einem systemischen Lupus (SLE) entwickeln.

Es wird auch hier nochmals zwischen verschiedenen Formen unterschieden.

1. Der **akute kutane Lupus (ACLE)** ist, wie der Name sagt, ein kutaner Lupus im akuten Stadium.

2. Der **subakute kutanere Lupus erythematodes** (SCLE) bildet ähnlich wie die Psoriasis, runde Herde, die ineinander fließen können. Es kann zur Ablösung der Oberhaut kommen. Die Veränderungen der Haut sind meist an lichtexponierten Stellen. Selten kommt es zu Vernarbungen, es können jedoch Pigmentstörungen auftreten.

Meist sind Medikamente[19] der Auslöser für den SCLE. Nach Absetzen heilen die Symptome ab.

CAVE!

Es kann ein Zusammenhang mit einem Hodgkin-Lymphom bestehen!

3. **Chronisch kutaner Lupus erythematodes** (CCLE) ist die Bezeichnung für den klassischen Hautlupus. Betroffen sind meist lichtexponierte Stellen, vor allem das Gesicht, die Kopfhaut, das Dekolleté, die Streckseiten von Armen und Beinen, sowie der Oberkörper.

Die Hautveränderungen durch den CCLE heilen meist unter Narbenbildung zum Teil mit Hypopigmentierung ab. Bei schweren Verläufen kann es zu Verstümmelungen von Nase und Mund kommen. Tritt der CCLE auf der Kopfhaut auf, kann es durch die Narbenbildung zu dauerhaftem kreisrundem Haarausfall (Alopezie) kommen.

19 Statine, Blutdruckmittel, Protonenpumpenhemmer, Antipsychotika, Chemotherapeutika, Gerinnungshemmer, Biogica Dalle Vedove C, Simon JC, Girolomoni G. Drug-induced lupus erythematosus with emphasis on skin manifestations and the role of anti-TNFα agents. J Dtsch Dermatol Ges. 2012; 10(12): 889–897. doi:10.1111/j.1610-0387.2012.08000.x

Eines der wichtigsten gemeinsamen Symptome ist die Photosensibilität. Lichtexposition ist ein häufiger Auslöser von Lupus erythematodes. Es kommt zu sonnenbrandähnlichen Hautveränderung bei geringster Lichtexposition.

Ursachen

- Stress
- Infektionen (viral oder bakteriell) z. B.:
  - Enterococcus gallinarum, ein Pathogen aus der Geflügelmast,
  - sowie Lactobacillus reuteri, das als Nutztier-Probiotikum in der Massentierhaltung eingesetzt wird.
  - Parvovirus B19[20]
- Hormone („die Pille")
- Lichtexposition
- Medikamente
- Nikotin scheint einen Lupus zu verschlechtern oder zu begünstigen.

Diagnostik

- Autoantikörper des Cutanen Lupus erythematodes (CLE)
- ANA ist sehr häufig bei allen Formen
- Anti-ds-DNA: Nur beim Akuten CLE
- Anti-SM: Nur beim Akuten CLE
- Anti-Ro/SSA: Beim akuten und subakuten CLE
- Anti-LA/SSB: Beim akuten und subakuten CLE

HLA

Lupus erythematodes, systemisch (SLE)	DR2, DR3
Lupus, medikamentös induziert	DR4
Lupus-Nephritis	DR2, DQ1

Tab. 14

Stuhl-Untersuchungen:

- Auf Darmparasiten
- Dysbakterie und pathogene Keime:
  - Lactobazillus reuteri
  - Enterococcus gallinarum

20 https://www.aerzteblatt.de/archiv/27694/Parvovirus-B19-Ein-Infektionserreger-mit-vielen-Erkrankungsbildern

Diagnostik MIT
- Standardserologie
- Immunstatus

Therapie
- MIT gemäß Ergebnissen aus der Diagnostik
- HLA-SMM C27
- Absetzen von Medikamenten
- Verzicht auf Nikotin
- Sonnenschutz und Vitamin-D-Supplementierung
- Vorsicht mit Probiotika
- BIGmed: LUPOREG/MIR

Therapiedauer und Erfahrung
Die Dauer richtet sich nach der Symptomatik. Viele Lupus-Patienten habe sehr lange ruhige Phasen in ihrer Erkrankung. Wichtig ist es, die Erreger zu therapieren, um dem Immunsystem Entlastung anzubieten. Mit der Gabe der HLA-SMM und guter Supplementierung werden die symptomfreien Zeitfenster deutlich größer.

Autoimmune Alopezie (Alopecia areata)

Im Gegensatz zum Lichen planopilaris ist die Alopecia areata ein akut einsetzender entzündlich und autoimmun bedingter Haarausfall ohne Vernarbung der Haarfollikel. Meist handelt es sich um einen kreisrunden begrenzten Bereich der Kopfhaut.

Symptome
Zunächst bildet sich ein meist kreisrunder kleiner haarloser Fleck, der auch von Juckreiz begleitet sein kann. Es kann auch zu diffusem Haarausfall führen, was die Diagnostik erschwert.

Meist ist die Kopfhaut betroffen, seltener Augenbrauen und Wimpern.

Die Erkrankung kann zu einem kompletten Verlust des Kopfhaars (Alopecia totalis), ganz selten zu einem Verlust der gesamten Körperbehaarung (Alopecia universalis) führen.

Der Verlauf kann sehr unterschiedlich sein, bei ca. 30 % der Betroffenen wachsen die Haare an den kahlen Stellen nicht mehr nach.

Die psychische Belastung ist oft schwerwiegender als die Krankheit selbst.

Ursachen

Es gibt wie bei anderen Hauterkrankungen keine klaren Auslöser. Mit der Mikroimmuntherapie werden wir die klassischen Ursachen wie Herpesviren und andere Erreger finden. Offenbar gibt es begünstigende Faktoren:

- Stress
- Traumata
- Infektionen (Bakterien, Viren, Pilze)
- Allergien
- Schwangerschaft
- Medikamente
- lokale Verletzungen der Kopfhaut

HLA

Die HLA-Merkmale[21] A1, B62(15), DQ1 und DQ3 zeigen einen signifikant höheren Anteil an Alopezie als die Kontrollgruppe, während DR16 scheinbar vor Alopezie schützt.

Eine Alopezie kann mit vielen anderen autoimmunen Erkrankungen assoziiert sein, diese sollten bei einer Differenzialdiagnostik berücksichtigt werden.

Differenzialdiagnostik

Unter anderen können folgende Erkrankungen mit einer Alopezie einhergehen

- Acne conglobata
- Lupus erythematodes (S. 153)
- Lichen planus (S. 146)
- Lichen planopilaris
- Sklerodermie (S. 162)
- Psoriasis (S. 158)
- Dermatomyositis
- Lichen sclerosus et atrophicus,
- vernarbendes Pemphigoid
- erosive pustulöse Dermatitis
- Amyloidose

Therapie

Da die Alopezie in den meisten Fällen eine Folge einer anderen Erkrankung ist, sollte sich die Therapie an der Primärerkrankung ausrichten.

Bei einer solitären Alopezie ist es wichtig, die Erreger zu finden und zu therapieren.

21 Kavak A, Baykal C, Ozarmağan G et al. HLA in alopecia areata. Int J Dermatol. 2000; 39(8): 589–92. doi: 10.1046/j.1365-4362.2000.00921.x.

Die Psoriasis tritt häufig erstmals in der Pubertät auf, was ein deutlicher Hinweis auf z. B. EBV sein kann. Sämtliche Erreger der Standardserolgie, insbesondere Herpes I und II, könnten auslösende Faktoren sein.

HLA
- HLA-Cw 6, HLA-DR 7, HLA-B 17 und HLA-B 57.
- Bei Hautbefall mit Pustelbildung vor allem mit HLA-B27.

Diagnostik
In der Regel wird die Psoriasis in der Hautarztpraxis Anhand von Untersuchungen der Hautabschuppungen diagnostiziert.

Die Differenzialdiagnose der Schuppenflechte wird nicht immer korrekt durchgeführt, so dass es in der unseren Praxen oft Überschneidungen mit anderen Erkrankungen gibt.

Für die Mikroimmuntherapie spielt das eine untergeordnete Rolle, weil wir das behandeln, was wir mittels der spezifischen Diagnostik finden. Dennoch hier eine Auflistung der möglichen beteiligten oder anderen Grunderkrankungen:
- Ekzemplaque Syphilis II
- Dermatomykose
- seborrhoisches Kopfekzem
- Lupus erythematodes (S. 153)
- Tinea amiantacea
- oberflächliches Basaliom
- Mikrosporie
- seborrhoisches Ekzem (Candidose)
- Pityriasis rosea
- Morbus Reiter (S. 226)
- Lichen ruber planus (S. 146)

Diagnostik MIT
- Standardserolgie
- Immunstatus
- TH1/TH2 /TH17
- Serumproteinprofil
- HLA-Typisierung
- Streptokokken-Antikörper
  - Antihyaluronidase
  - Antistreptokokken DNase B
  - Antistreptodornase B, ADNase B
  - Antistreptolysin quantitativ
  - ASL, AST

- für die Differenzialdiagnostik
  - autoimmune Antikörper
  - Ausschluss von Allergien (S. 84ff)
  - Ausschluss von Mykosen
- Darmdiagnostik
- Nährstoffanalyse, vor allem Vitamin D
  - oder Überdosierung z. B. von Folsäure

Therapie

Je nach Befund sind die Erreger und ein überschießendes oder geschwächtes Immunsystem zu behandeln.

- Bei TH1-Dominanz 2LINFALM
- Bei TH2-Dominanz 2LALERG
- HLA-SMM 2 Granula 2 x pro Woche (lebenslang)
- 2LPSO täglich eine Kapsel
- Therapiebeispiel BIGmed:
  - AUTIMREG: eine Kapsel morgens nüchtern im täglichen Wechsel mit
  - KERATOREG: eine Kapsel morgens nüchtern
  - 1. INFLAMREG: eine Kapsel nachmittags im täglichen Wechsel mit
  - 2. GUTREG: eine Kapsel nachmittags
  - PSOCARE GEL: zwei Anwendungen pro Tag
  - PRURIREG bei Juckreiz
- Streptokokken:
  - mit Nosoden täglich 2 Globuli oder
  - Sanukehl Strep® täglich 7 Tropfen direkt auf die Zunge.
- Mikrobiom gemäß Befund
- Mängel gemäß Befund

Äußerliche Anwendungen

- PSOCARE GEL (BIGmed)
- Harnstoffsalben
- Steinkohle-Teer (Tiroler Steinöl)
- Vitamin B_{12} in Avocadoöl
- UV-Lichtterapie
- Knabberfische: Die Fische (Kangalfische) entfernen dabei die Hautschuppen der betroffenen Patienten. Anschließend erhalten die Patienten eine kurze UV-Bestrahlung im Solarium sowie Hautpflegecremes.

Therapiedauer und Erfahrung

Die Therapiedauer hängt vor allem von der Symptomatik ab. Erkrankungen wie die Psoriasis, verlaufen oft schubweise. In einem Schub wird mehr Therapie benötigt als in einer stillen Phase. Das Ziel der Therapie muss sein, die stillen Phasen deutlich zu verlängern. Es ist regelmäßige Kontrollen der pathologischen Werte und entsprechende Anpassungen der Therapie erforderlich. In der Regel muss über viele Jahre behandelt werden, um neuerliche Schübe zu verhindern.

Psoriasis pustelosa

Klinisch manifestiert sich die Psoriasis pustelosa mit einem akuten Fieberschub. Innerhalb weniger Stunden entwickeln sich zunächst an den Berührstellen der Haut (z. B. unter der Brust) und später generalisiert flächige Erytheme mit Pusteln, die in schweren Fällen konfluieren können.

Innerhalb von 24 Stunden steigt die Zahl der Leukozyten, der Calciumgehalt sinkt, ebenso sinkt Albumin im Blutplasma. Im weiteren Verlauf kommt es immer wieder zu neuen Fieberschüben und generalisierten Pusteln.

CAVE!

Die Psoriasis pustulosa generalisata kann ohne Therapie tödlich verlaufen und wird auch durch kosmetische Produkte ausgelöst. Die Pustelbildung befindet sich an den Akren (das sind: Finger, Zehen, Hände, Füße, Nase, Kinn, Augenbrauen- und Jochbögen), besonders an den Fingern. Nagel- und Haarverlust sind möglich.

Sklerodermie

Siehe rheumatische Erkrankungen, Kollagenosen (S. 217)

Allgemeine Diagnostik und Therapie von Hauterkrankungen

Es braucht zunächst eine sehr gute Anamnese. Verschiedene autoimmune Erkrankungen, die an Hauterkrankungen beteiligt oder sogar ursächlich sind, müssen ausgeschlossen werden, ebenso muss die Medikamenteneinnahme überprüft werden.

Es sollte immer eine Leicht- und Schwermetallbelastung ausgeschlossen werden.

Allergien, sowohl inhalativ wie auch auf Lebensmittel, sollten abgeklärt werden. Zum Beispiel kann auch eine Zöliakie Symptome von Hauterkrankungen zeigen. Parasiten können ebenfalls zu Hautreaktionen führen.

Auch die Histaminintoleranz kann zu Hauterkrankungen führen, die diesbezügliche Diagnostik sollte, wenn man nichts anderes findet, in Betracht gezogen werden.

Ebenso kann es hilfreich sein, Nahrungsmittel Intoleranzen zu bestimmen und Allergische Reaktionen (S. 84) auszuschließen.

Diagnostik MIT

- Immunstatus
  - Die TH1/TH2-Differenzierung der T4-Lymphozyten ist hier sinnvoll, da zwischen allergischer oder entzündlicher Erkrankung unterschieden werden muss.
  - TH17 kann auch sehr aufschlussreich sein, falls z. B. chronische Darmentzündungen ursächlich beteiligt sind.
- Blutbild mit eosinophilen (allergisch) oder neutrophilen (entzündlich) Granulozyten.
- Standardserologie
  - insbesondere die hautaffinen Herpes 1 und 2 sowie Varizella Zoster
  - Parvovirus B19
  - Yersinien
  - weitere Erreger gemäss Anamnese
- Gesamt-IgA (entzündlich)
- Gesamt-IgE (allergisch)
- Autoantikörper SES-ANA zum Ausschluss einer chronisch ulzerierenden Stomatitis
- HLA-Typisierung

Therapie

- Entsprechend der Serologie und des Immunstatus
- antiinflammatorisch 2LINFLAM
- antiallergisch 2LALERG

- bei Darmentzündung 2LMICI
- BIGmed:
  - AUTIMREG bei autoimmunen Prozessen
  - PRURIREG gegen Juckreiz
  - KERATOREG möglichen Störungen der Keratinisation
  - ATOPREG bei Dermatitiden
  - HIDRADENREG bei Hautschädigungen im Zusammenhang mit einer Suppuration der Lymphknoten
  - OROPROCICAMIR bei verschiedenen Störungen bezüglich der Hautvernarbung
- Meist gehört eine Darmsanierung zur Grundtherapie von Hauterkrankungen.
- Ausleitungs- und Entgiftungstherapien
- eventuell Ernährungsanpassung

Therapiedauer und Erfahrung

Hauterkrankungen sind nicht einfach zu therapieren, da der Leidensdruck sehr hoch ist. Viele Patienten brechen die Therapie ab und nehmen lieber kortisonhaltige Salben, um einen schnellen Erfolg zu sehen. Es braucht viel Geduld, auch die von Seiten des Therapeuten, um erfolgreich zu sein. Die psychische Komponente darf nicht vernachlässigt werden, Vieles wird über die Haut verarbeitet. Oft sind verschiedene Ansätze nötig, um zum gewünschten Ziel zu gelangen.

Muskelerkrankungen

Myasthenia gravis (MG)

Die Myasthenia gravis ist eine durch Autoantikörper gegen den nikotinergen Acetylcholin-Rezeptor verursachte neuromuskuläre Übertragungsstörung durch Blockierung der Acetylcholinrezeptoren an der motorischen Endplatte (Endplattenerkrankung). Sie führt klinisch zu einer Muskelschwäche, weshalb die Erkrankung von der Autorin unter „Muskelerkrankungen" abgehandelt wird. Genau genommen handelt es sich jedoch um eine neurologische Erkrankung.

Symptome
Die Erkrankung wird in verschiedene Schweregrade eingeteilt.

In einem frühen Stadium treten Lähmungserscheinungen der Augenmuskeln und Lidhebeschwächen auf. Auch Doppelbilder und Bewegungseinschränkungen des Augapfels können erste Symptome sein.

Die Paresen weiten sich oft aus, es kann zu Gesichtsmuskellähmung sowie Schwäche des Kopfhalteapparates kommen. Es tauchen Schluck- und Sprechbeschwerden auf, die muskuläre Schwäche dehnt sich auf die oberen Extremitäten aus.

Bezeichnend für eine Myasthenie ist die Zunahme der Muskelschwäche über den Tag hin, während es in Ruhe zu einer Besserung kommt.

Ursachen
Als mögliche Ursache kommt eine Hyperplasie des Thymus in Frage, die Antikörper gegen den Acetylcholinrezeptor scheinen im Thymus ihren Ursprung zu haben. Die zirkulierenden Antikörper binden an den Acetylcholin-Rezeptor und führen durch Aktivierung des Komplementsystems zur Zerstörung der postsynaptischen Membran.

Eine genetische Disposition wird durch die HLA definiert:

HLA	Risiko
DRB1*15:01	wurde als höchstes Risiko für eine späte MG detektiert
DRB1*13:01	scheint vor einer MG zu schützen
HLA-B*08	wurde als hohes Risiko für die Entwicklung einer frühen Myasthenie gefunden

Tab. 15

Diagnostik

Körperliche Untersuchung

- Eine einfache auch in unseren Praxen durchführbare Untersuchung ist das Durchführen von sich wiederholenden Bewegungen. So fällt es Patienten mit Mysthenia gravis schwer, hintereinander die Hand zu schließen und zu öffnen, es kommt zu schneller Ermüdung.
- Weitere Untersuchungen, wie die Messung von Muskelspannung, müssen in einer Klinik oder spezialisierten Praxis vorgenommen werden.

Labor

- Acetylcholinrezeptor-Antikörper (AChR-Ak)
  - DD: Die AChR-Ak können auch bei der Amyotrophenlateralsklerose (ALS) vorkommen

Wenn AChR-Ak negativ sind, sollten

- Antikörper gegen eine skelettmuskelspezifische Rezeptortyrosinkinase MuSK-Antikörper getestet werden.
- Mit zunehmendem Alter entwickeln Patienten vermehrt Antikörper gegen Proteine der quergestreiften Muskulatur „anti-striational antibodies".
- Bei Auftreten von Titin-Antikörpern besteht Verdacht auf ein Thymom.

Diagnostik MIT

- Standardserologie MIT
- Immunstatus
- HLA-Typisierung
- Nährstoffanalyse (Mängel)

Therapie

- Standradtherapie MIT je nach Diagnostik
- HLA-SMM C27
- BIGmed:
  - AUTIMREG
  - MYAGRAV-REG/MIR
- Substitution von Mängeln insbesondere der B-Vitamine
- Antioxidanzien zu ergänzen, wird im Ärzteblatt 2001 empfohlen[23].

Therapiedauer und Erfahrungen

Die Therapiedauer richtet sich nach der Symptomatik und nach den Laborergebnissen. Es kann zu einer erheblichen Besserung der Beschwerden oder einer Komplettremission kommen, wenn z. B. EBV als ursächlicher Erreger zusammen mit HLA-SMM C27 therapiert wird.

CAVE!

Die Myastenia gravis ist nicht einfach zu therapieren, denn: Ddie möglichen Muskellähmungen besonders im Bereich des Thorax können zu lebensbedrohlichen Situationen führen.

23 https://www.aerzteblatt.de/archiv/27699/Myasthenia-gravis-und-myasthene-Syndrome-Antioxidanzien-ergaenzen

Neurologische Erkrankungen (Zentralnervensystem)

Erkrankungen des Zentralnervensystems nehmen deutlich zu. Ein Hauptgrund dürften Umweltbelastungen sein. Es gelangen immer mehr Toxine in die Nahrungskette und ins Trinkwasser. Etliche Substanzen sind dafür bekannt, dass sie Blut-Hirn-Schranken-gängig sind oder diese zerstören.

Die Blut-Hirn-Schranke (BHS) ist eine Barriere zwischen dem Blut und dem Gehirn. Sie ist durchlässig für benötigte Nährstoffe, sodass das Gehirn mit allem, was es braucht, versorgt ist. Für die meisten Schadstoffe und Krankheitserreger ist die Blut-Hirn-Schranke undurchlässig – sie dient somit dem Schutz des Gehirns.

Nahrungsmittelzusätze wie Aspartam, Glutamat und Zitronensäure, letzte vor allem in Verbindung mit Aluminium (Aluminiumcitrat), können die BHS zerstören. Eine erhebliche Gefahr besteht durch metallische Verbindungen und Legierungen in Zahnmaterialien.

Insbesondere scheinen sogenannte Weichmacher Phthalate[24] eine wichtige Rolle in der Entstehung von ZNS-Erkrankungen zu spielen. Sie kommen unter anderem in Getränkeflaschen (PET) und Frischhaltefolien vor und können so in die Nahrungskette eindringen.

Wenn die BHS gestört ist, können Erreger und Entzündungsfaktoren bis in das Gehirn vordringen und zu Entzündungen führen. Diese Entzündungen zerstören weiter die BHS und es kommt zu einem Teufelskreis, der ein Voranschreiten entzündlicher Schübe im Gehirn zulässt und Nervenzellen zerstören kann.

Eine wichtige Funktion bildet das Mikrobiom des Darms.

„Ein Zwischenprodukt, welches bei der Verdauung diverser Nahrungsmittel im Darm entsteht, ist das Trimethylamin (TMA). Insbesondere Betain, L-Carnitin, Ergothionein, Cholin und cholinhaltige Verbindungen tragen zu einer erhöhten TMA-Produktion bei und stellen damit die Vorläufer des TMAs dar. Die Umwandlung der Vorläufer zu TMA findet über verschiedene Enzyme statt, welche einige Darmbakterien in sich tragen. Zu diesen gehören Vertreter der Gattung Desulfovibrio, Gammaproteobakterien (E. coli,

24 Diethylhexylphthalat (DEHP) wird als Weichmacher für PVC und Elastomere verwendet und ist der meistgebrauchte Weichmacher. DEHP wurde auch in Olivenöl nachgewiesen.

Citrobacter, Klebsiella pneumoniae und Providencia), Firmicutes und Actinobakterien). Das im Darm entstandene TMA wird anschließend in der Leber zu TMAO (Trimethylamin N-Oxid) über flavinhaltige Monooxidasen (FMO, v. a. FMO3) oxidiert."[25]

TMA/TMAO fördert die Bildung von inflammatorischen Zytokinen wie INF-α, β und γ, TNF-α, IL-6 und andere. Dadurch kommt es zu einer „Weichenstellung" im Tryptophanstoffwechsel, es werden Kynurenin und in weiteren Schritten Quinolinsäure gebildet, welche neurotoxisch wirkt.

Diagnostik bei neurologischen Erkrankungen

- Standardserologie MIT
- Immunstatus
- Nährstoffanalyse (Mängel),
- häufigste neurotrope Erreger:
  - Borrelia burgdorferi
  - Brucella abortus
  - FSME-Virus
  - Herpes simplex-Virus Typ 1 und 2
  - HIV-1/2
  - HTLV-1
  - Masernvirus
  - Mumpsvirus
  - Poliomyelitis-Viren: Typ I, II und III
  - Rötelnvirus
  - Varizella Zoster
- Toxine
- Schwer- und Leichtmetalle

Allen gemeinsam ist die Quinoilinsäure, sie ist neurotoxisch und zerstört die Blut-Hirn-Schranke. Eine Untersuchungsmöglichkeit ist z. B. der Tryptophanstoffwechsel im Urin[26].

25 biovis' DIAGNOSTIK FACHINFORMATION 10 /2019 TMAO

26 In ihrem Online-Seminar „Silent Inflammation" erläutert die Autorin die Diagnostik und Interpretation des Tryptophanstoffwechsels.

Guillain-Barré-Syndrom

Synonyme: Idiopathische Polyradikuloneuritis, Landry-Guillain-Barré-Strohl-Syndrom, akute inflammatorische demyelinisierende Polyneuropathie, Chronische inflammatorische demyelinisierende Polyneuropathie
Das Guillain-Barré-Syndrom ist eine idiopathische Polyneuritis der spinalen Nervenwurzeln und peripheren Nerven. Pathologische Untersuchungen an Nerven betroffener Patienten zeigen interstitielle Infiltrationen durch Lymphozyten und eine segmental ausgebildete Entmarkung der Axone.

Ursachen

Es handelt sich beim GBS um eine unerwünschte Immunreaktion gegen Nervenbestandteile. Es können Antikörper gegen Ganglioside oder Myelin, Zellmembranen der Axone oder gegen das periphere Nervensystem gebildet werden.

Auslösende Faktoren sind bestimmte Erreger wie:

- Campylobacter jejuni (gilt als die häufigste Ursache eines GBS)
- Familie der Herpesviren
  - Varizella Zoster
  - Epstein-Barr-Virus
  - Cytomegalievirus
- HI-Virus (HIV)
- Zika-Virus (ZV)
- Mykoplasmen

Häufig wird das GBS auch durch Impfungen ausgelöst. Es gibt Fälle nach chirurgischen Eingriffen und auch bei großflächigen Tattoos (siehe Fall S. 172).

HLA

Es konnte nicht wirklich nachgewiesen werden, ob eine bestimmte HLA für das Guillain-Barré-Syndrom verantwortlich gemacht werden kann. Eventuell ist ein Polymorphismus von HLA-DQB1 ein begünstigender Faktor[27].

27 Jin PP, Sun LL, Ding BJ et al. Human Leukocyte Antigen DQB1 (HLA-DQB1) Polymorphisms and the Risk for Guillain-Barré Syndrome: A Systeatic Review and Meta-Analysis. PLoS One 2015;10(7): e0131374. doi: 10.1371/journal.pone.0131374.

Symptome
Es werden zwei Krankheitsbilder unterschieden, die akute inflammatorische demyelinisierende Polyneuropathie (AIDP) und die chronische inflammatorische demyelisierende Polyneuropathie (CIDP).

AIDP
Die *AIDP* beginnt mit:

- Glieder- und Rückenschmerzen
- Gefühlsstörungen der Akren[28]
- Paresen der Beine, insbesondere der Oberschenkel
- In der Folge entwickeln sich akut aufsteigende, in der Regel symmetrische Lähmungserscheinungen der Muskulatur von Becken, Rumpf und der Atemmuskulatur mit Ausfall der Reflexe. Auch Ausfälle der Hirnnerven (insbesondere Facialis, Zungen-Rachen-Nerv und Vagus) sind möglich.
- Störungen des vegetativen Nervensystems:
  - Regulationsstörungen
  - Atemregulation
  - Temperaturregulation
  - Herzfrequenz (Arrhythmien)
  - Kreislaufbeschwerden (Hyper- und Hypotension)
  - Ausfall oder Schwäche der Miktion

CIDP
Die CIDP ist durch einen schleichenden Beginn und abwechselnd stark und schwach ausgeprägte Symptomatik charakterisiert. Auch bei der CIDP sind Körperstamm nahe Lähmungserscheinungen der Beine und Sensibilitätsstörungen der Akren typisch. Die Hirnnerven sind eher nicht betroffen.

Das Aufsteigen der Lähmung verläuft bei der CIDP weitaus langsamer. Es wird kein Fieber beobachtet.

Diagnostik
Bei diesem Krankheitsbild dürfte es kaum vorkommen, dass wir in unseren Praxen eine Erstdiagnose stellen.

- Die Lymphozytentypisierung zeigt meist eine Lymphozytose,
- im Serum-Protein-Profil findet man eine Erhöhung von IgA und IgG.

28 Nase, Kinn, Extremitäten, besonders Finger und Zehen

- Gangliosid-AK:
  - Anti-GM1
  - Anti-GQ1b

Diagnostik MIT
- Standardserologie MIT
- Immunstatus
- Serum-Protein-Profil
- Erreger (S. 170)
- HLA-Typisierung

Weitere Diagnostik
- toxische Belastung
- Stuhluntersuchung zum Nachweis von Campylobacter jejuni oder anderen pathologischen Keimen

Therapie
Die Therapie ist abhängig von der Diagnostik, Lymphozytentypisierung und Serologie.

Therapiedauer und Erfahrung

Fallbeispiel
Anamnese: Im Juli 2017 kommt ein 48-jähriger Mann erstmals in die Praxis. Er sitzt im Rollstuhl, kann knapp die Arme bewegen, die Beine sind nicht spürbar. Es fällt sofort auf, dass er sehr gut durchtrainiert, hochgewachsen und am ganzen Körper tätowiert ist. Er ist eine äußert gepflegte Erscheinung und wirkt durchgestylt.

6 Monate zuvor stieg er nach einer Mountainbike-Tour vom Rad und kippte um. Er war am ganzen Körper gelähmt von einer Sekunde auf die andere. Als Notfall wurde er sofort in eine Klinik gebracht, wo sämtliche neurologischen Abklärungen gemacht wurden. Es wurde die Diagnose CIDP gestellt.

Soforttherapie: Immunglobuline, ein Zytostatikum, das sich gegen B-Lymphozyten richtet, sowie die therapeutische Plasmapherese.

Nach Wiederherstellung lebensnotweniger Funktionen wurde der Patient aus dem Krankenhaus entlassen. Er berichtet, dass sich seit 11 Wochen keine Besserung mehr eingestellt habe. Er hat einen sehr starken Willen, wieder gesund zu werden.

Diagnostik MIT

Serologie:

Außer einem reaktivierten EBV konnten keine weiteren Erreger gefunden werden. Alle neurotropen Erreger waren in der Norm.

Epstein-Barr-Virus		
EBV-VCA-IgG (IFT)	**1:1280**	<1:80
EBV-VCA-IgM (IFT)	negativ	<1:10
EBV-EA-IgG (IFT)	**1:20**	<1:10
EBV-EBNA-IgG (IFT)	1:160	<1:10

Tab. 16

Immunstatus

Der Immunstatus zeigt eine extrazelluläre Belastung (erhöhte T4-Lymphozyten) und die durch die vorangegangene Therapie fehlenden B-Lymphozyten.

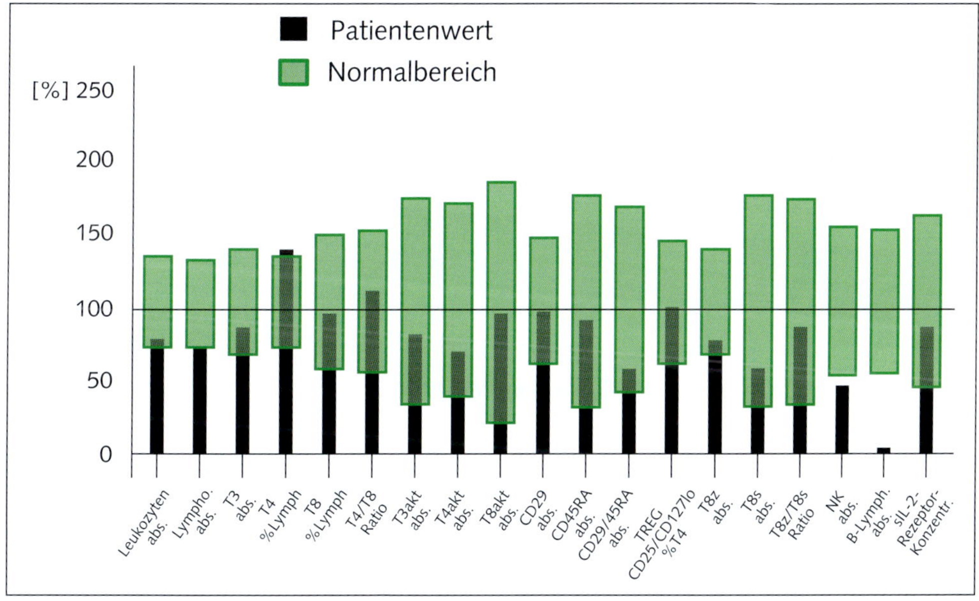

Abb. 10

Weitere Werte

- Der Vitamin-D-Wert war bei 50 nmol/l deutlich zu niedrig.
- Kalium, Magnesium und Zink waren ebenfalls im Defizit.

HLA-Typisierung:

Typisierung von HLA-Klasse I-Allelen (PCR-SBT-Methode)	
*HLA-A (PCR/SBT mol.-gen. Nomenklatur)	A*11, A*24
*HLA-A (PCR/SBT serol. Nomenklatur)	A11, A24(9)
*HLA-B (PCR/SBT mol.-gen. Nomenklatur)	B*44, B*51
*HLA-B (PCR/SBT serol. Nomenklatur)	B44(12), B51(5)
*HLA-C (PCR/SBT mol.-gen. Nomenklatur)	C*06, C*15
*HLAC (PCR/SBT serol. Nomenklatur)	Cw6, kein serologsische Aequivalent
Die HLA-Typisierung erfolgte unter der Berücksichtigung der häufigsten in der kaukas. Bevölkerung vorkommenden Allele. Sehr seltene Allele können mit einer Wahrscheinlichkeit <1 Promille nicht ausgeschlossen werden.	
Typisierung von HLA-Klasse II-Allelen (PCR-SBT-Methode	
*HLA-DR (PCR/SBT mol.-gen. Nomenklatur)	DRB1*04, DRB1*11 – DRB4*, DRB3*
*HLA-DR (PCR/SBT serol. Nomenklatur)	DR4, DR11(5) – DR53, DR52
*HLA-DQ (PCR/SBT mol.-gen. Nomenklatur)	DQB1*03, –
*HLA-DQ (PCR/SBT serol. Nomenklatur)	DQ7(3), –
Die HLA-Typisierung erfolgte unter der Berücksichtigung der häufigsten in der kaukas. Bevölkerung vorkommenden Allele. Sehr seltene Allele können mit einer Wahrscheinlichkeit <1 Promille nicht ausgeschlossen werden.	

Tab. 17

Die HLA DQB1 begünstigt ein Guillain-Barré-Syndrom (S. 170), ansonsten sind keine Hinweise auf Risiken für autoimmune Erkrankungen erkennbar.

Erste Therapie für 2 Monate:

- 2LEBV 1 Kapsel täglich
- HLA-SMM C27 5 Globuli 2 x pro Woche
- Pinella zur Entgiftung[29]
- Phosphatidylserine 100 mg/Tag
- Vitamin D 5000 I.E. plus Vitamin K_2 pro Tag

29 Pinella-Nutramedix besteht aus dem Extrakt des Anisstengels, einer ganzjährig wachsenden Pflanze im südamerikanischen Raum. Dem Anissamen werden körperreinigende Effekte vor allem auf das Nervensystem zugeschrieben.

Bereits nach 2 Monaten zeigt sich eine deutliche Verbesserung, der Patient ist nicht mehr im Rollstuhl, sondern kommt mit einem Rollator.

Weitere Diagnostik
Schwer- und Leichtmetalle in doppelter Urinprobe nach Mobilisation mit DMPS[30]

Es zeigt sich ein extrem hoher Wert für Arsen, erhöht sind auch Quecksilber, Aluminium, Molybdän, Nickel und Palladium. Es muss davon ausgegangen werden, dass sich die Toxine in den Farben für die Tätowierungen befunden haben.

Weitere Therapie für 3 Monate
- 2LEBV 1 Kapsel täglich
- Ausleitung mit Phönix-Ausleitungstherapie (ohne Lymphmittel, weil es Echinacea enthält) und einmal wöchentlich einer Kapsel DMPS
- dazwischen Auffüllen der „guten" Mineralstoffe mit einem Multimineral-Produkt
- Phosphatidylserine 100 mg/Tag
- Vitamin D 5000 I.E. plus Vitamin K_2 pro Tag
- HLA-SMM C27 5 Globuli 2 x pro Woche

Nach diesen 3 Monaten geht der Patient noch mit einem Stock. Er trainiert jede Woche 3 Mal hart im Fitnessstudio, ein Fuß ist noch komplett gelähmt.

30 Dimercaptopropansulfonsäure, kurz DMPS, ist eine Thiol-Verbindung und wirkt als Chelatbildner. DMPS wird als Antidot bei akuten und chronischen Metallvergiftungen (z. B. mit Arsen oder Quecksilber) eingesetzt.

Immunstatus Januar 2018

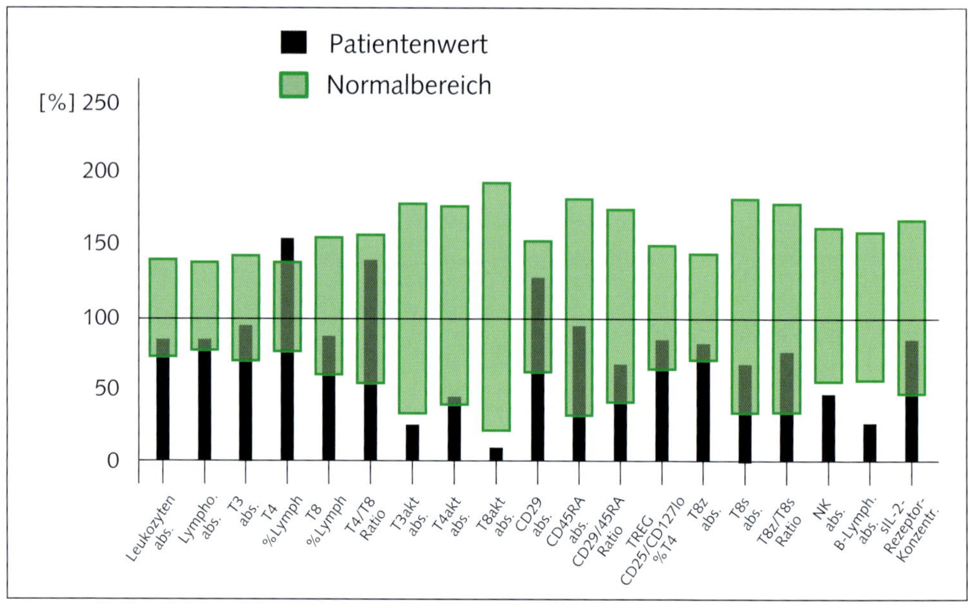

Abb. 11

Die T4-Lymphozyten sind immer noch erhöht, die B-Lymphozyten erholen sich nur sehr langsam

Serologie

Epstein-Barr-Virus	Nach 12 Monaten	
EBV-VCA-IgG (IFT)	**1:1280**	<1:80
EBV-VCA-IgM (IFT)	negativ	<1:10
EBV-EA-IgG (IFT)	**1:10**	<1:10
EBV-EBNA-IgG (IFT)	1:160	<1:10

Tab. 18

Early-Antigen-AK sind um die Hälfte weniger, aber immer noch nachweisbar.

Insgesamt braucht es 24 Monate lang die Einnahme von 1 Kapsel 2LEBV täglich, bis Early-Antigen-AK nicht mehr vorhanden sind.

Es folgen drei weitere Ausleitungs-Zyklen, wobei beim letzten die Ausleitung von Life Light® intra und extra verwendet wird, dazu wird jeweils eine Kapsel DMPS pro Woche genommen. Danach konnten endlich keine Metalle mehr nachgewiesen werden.

Epstein-Barr-Virus	Nach 24 Monaten	
EBV-VCA-IgG (IFT)	**1:1280**	<1:80
EBV-VCA-IgM (IFT)	negativ	<1:10
EBV-EA-IgG (IFT)	negativ	<1:10
EBV-EBNA-IgG (IFT)	1:160	<1:10

Tab. 19

Der Immunstatus im Juli 2019 (nach 24 Monaten Therapie) zeigt endlich fast normale T4- und B-Lymphozyten.

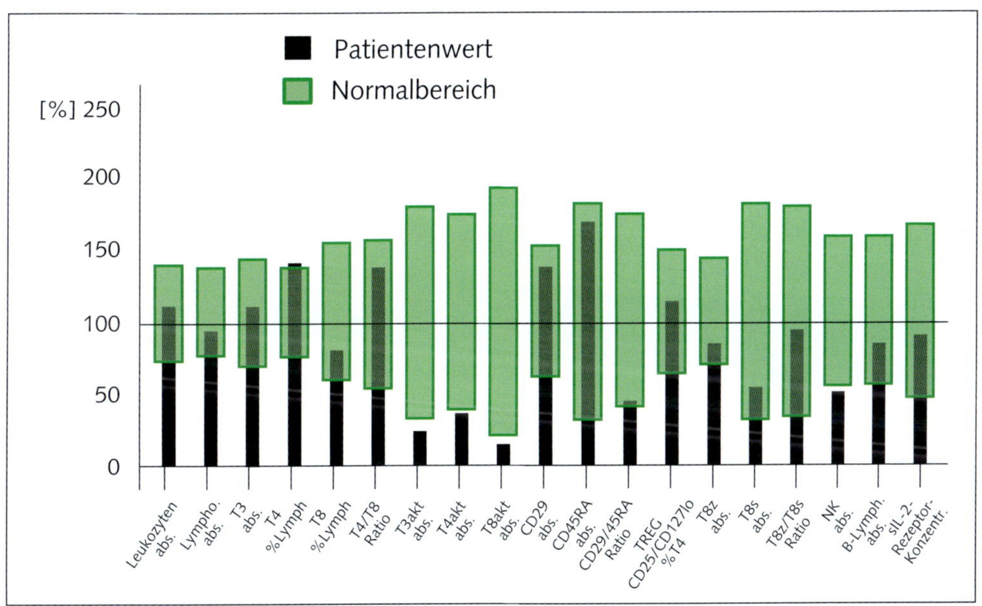

Abb. 12

Der Patient hat sich komplett erholt!

Es wurden im späteren Verlauf immer wieder die Schwermetalle kontrolliert ausgeleitet. Auch nach zwei Jahren seit Therapierende bleibt die EBV-Serologie stabil.

Amyotrophe Lateralsklerose (ALS)

Die amyotrophe Lateralsklerose (ALS) eine Erkrankung der Motoneuronen. Sie geht einher mit der Degeneration des motorischen Nervensystems. Die Zerstörung der ersten Motoneurone bewirkt eine erhöhte Muskelspannung (spastische Lähmung). Die Schädigung der zweiten Motoneurone führt zu zunehmender Muskelschwäche, welche mit Muskelschwund einhergeht.

Die *chronisch-juvenile ALS* ist eine Sonderform der Krankheit, die einen äußerst langsamen Verlauf nimmt. Der britische Astrophysiker Stephen Hawking, bei dem ALS bereits im Alter von 21 Jahren diagnostiziert wurde, ist der bekannteste Patient dieser Form von ALS, verstarb im Alter von 76 Jahren.

Als weitere Variante wird die progressive Muskelatrophie (PMA) angesehen.

Symptome

Durch eine irreversible Degeneration von motorischen Nervenzellen (Motoneurone) kommt es zu typischen Symptomen.

Zu Beginn:
- erhöhter Muskeltonus (spastische Lähmung)

Später:
- zunehmende Muskelschwäche
- Parese
- Muskelschwund
- Gang-, Sprech- und Schluckstörungen
- verminderte Koordination von Arm- und Handmuskulatur
- schmerzhafte Muskelkrämpfe

Ursachen

Genetik:
- Mutationen in den Genen TARDBP, C9orf72, VAPB, FUS, SOD1 wurden in den meisten Fällen gefunden.
- HLA: HLA-DRA/HLA-DRB5[31]

31 Yang X, Zheng JH, Tian S et al. HLA-DRA/HLA-DRB5 polymorphism affects risk of sporadic ALS and survival in a southwest Chinese cohort. J Neurol Sci 2017, 373: 124–128 doi: 10.1016/j.jns.2016.12.055.

Weitere Ursachen:

- Es wird vermutet, dass häufige Kopftraumata eine ALS fördern (Häufung von ALS bei Profifußballern).
- Umweltbelastung mit z. B. Weichmachern und anderen Toxinen.

Diagnostik

Elektromyographie zur Erhärtung der Motoneuronenstörung

Diagnostik MIT

- Standardserologie
  - plus neurotrope Erreger (S. 169)
- Immunstatus
- HLA-Typisierung

Erweiterte Diagnostik

- Darmdiagnostik zur Suche nach Entzündungen und Ursachen
- Schwer- und Leichtmetallbelastungen
- Abklärung des abweichenden Tryptophanstoffwechsels sogenannter Kynurenin-Pathway (Silent Inflammation)[32]

Beispiel bei einem Patienten mit ALS

Kynurenin-Pathway				
Tryptophan	31,51	µmol/g Krea	>30	U NA)LCMS
Kynurenin	1,86	µmol/g Krea	1,0 – 2,7	U NA)LCMS
Kynureninsäure	6,71	µmol/g Krea	>6,2	U NA)LCMS
3-OH-Kynurenin	0,65	µmol/g Krea	0,3 – 1,1	U NA)LCMS
Quinolinsäure	50,05	µmol/g Krea	18,5 – 32	U NA)LCMS
NAD (Nicotinamid-Adenin-Dinukleotid)	91,8	µmol/g Krea	>42	U NA)LCMS

Abb. 13: Kynurenin-Pathway

Enzymaktivitäten				
IDO-Aktivität	59,2	Ratio	31 – 55	UI NA)RECHN
KMO-Aktivität	7,46	Ratio	< 4,2	UI NA)RECHN

Abb. 14: IDI- / KMO-Aklivität

32 Davies I, Liu A. What is the tryptophan kynurenine pathway and why is it important to neurotherapy? Expert Rev Neurother 2015; 15(7): 719–721. doi: 10.1586/14737175.2015.1049999

Erhöhte Enzymaktivitäten von IDO und KMO (▶ Abb. 14) sprechen dafür, dass Tryptophan vermehrt über Kynurenin in neurotoxische, prooxidative Quinolinsäure umgewandelt wird (▶ Abb. 13).

Therapie MIT

- 2LINFLAM
- entsprechend der Diagnostik die Erreger, oft ist EBV beteiligt
- BIGmed
  - AMYOSCLERO-REG/MIR
  - NEURODEGENEREG
- HLA-SMM C27
- Senkung der Quinolinsäurebildung durch TMAO/IDO-Inhibierung mit:
  - Curcumin
  - Berberin-HCl
  - Omega 3-FS, DHA
- Diätetik: Glutamat ist zu meiden.
  - Es werden allopatisch Glutamat-Antagonisten verordnet, um den fortschreitenden Muskelschwund zu bremsen, diese Therapie erscheint jedoch nicht wirklich als sinnvoll und wird deshalb auch infrage gestellt.
- Eine antientzündliche Darmtherapie ist indiziert, wo entsprechende Werte diagnostiziert wurden (S. 108ff).

Therapiedauer und Erfahrungen

Die Therapie ist mit laufenden Anpassungen sicherlich lebenslänglich. Problematisch ist jedoch die Patienten-Compliance. Die meisten Patienten werden in und von Klinken begleitet, wo ihnen meist wenig Hoffnung gemacht wird. Als Therapeuten ist es deshalb für uns sehr schwierig, eine alternative Therapie anzubieten, wenn an deren Möglichkeit gezweifelt wird. Die Krankheit kann sehr schnell fortschreiten, sodass die Patienten intensive pflegerische Betreuung benötigen.

Morbus Alzheimer

Der Morbus Alzheimer ist die häufigste Form von Demenzerkrankungen. Gemeinsam mit anderen Demenzerkrankungen ist der Verlust kognitiver, emotionaler und sozialer Fähigkeiten. Die Alzheimer-Demenz zählt zu den sogenannten primären Demenzen, bei denen das demenzielle Verhalten (kognitive Veränderungen usw.) direkt auf Gehirnveränderungen zurückzuführen ist.

Ursächlich für sekundäre Demenzen sind dagegen Mangelerscheinungen[33], Verletzungen oder Vergiftungen (Medikamentenmissbrauch, Alkoholabusus).

Die Begriffe „Demenz“ und Alzheimerdemenz“ müssen klar unterschieden werden.

Im Gehirn der an Alzheimer-Erkrankten bilden sich Ablagerungen (Plaques), die aus fehlerhaft gefalteten Beta-Amyloid-Peptiden (Aß-Peptiden) bestehen. Zusammen mit den Plaques sind Neurofibrillen, die sich in Form von Knäueln in den Neuronen ablagern, kennzeichnend für die Erkrankung. Der Nachweis kann mittels Bildgebung und Liquoruntersuchung erbracht werden. In Neuronenzellen befinden sich Fibrillen aus Tau-Protein. Tau-Proteine werden bei einem gesunden Menschen im Schlaf durch das glymphatische System abtransportiert.

Symptome

- Verschlechterung der kognitiven Leistungsfähigkeit
- Abnahme der Fähigkeit, die Aktivitäten des täglichen Lebens zu bewältigen
- Verhaltensauffälligkeiten
- verstärkt auftretende neuropsychiatrische Symptomen

Ursachen

Eine Hauptursache erscheint der mangelnde Abtransport von Ablagerungen durch das glymphatische System. Da dieses vor allem im Schlaf geschieht, entstand die Theorie, dass Schlafmangel ein erhöhtes Risiko für die Erkrankung darstellt.

Genetische Risikofaktoren

Auf genetischer Ebene wurde eine Variante im Gen für das ApoE identifiziert, die einen Risikofaktor für die Entwicklung einer Alzheimer-Erkrankung darstellt. Weiterhin ist eine

33 Es gibt mehrere Studien, die belegen, dass es einen direkten Zusammenhang zwischen Vitamin-D-Mangel und der Entstehung von Demenz gibt.

Mutationsvariante des *SORL1*-Gens als erhöhter Risikofaktor für Alzheimer genannt worden.

Da ein erhöhter Homocysteinwert ein Risiko für eine Alzheimer-Erkrankung darstellt, muss daraus gefolgert werden, dass ein Polymorphismus des Gens MTHFR (Methylentetrahydrofolatreduktase) ebenso zu einem höheren Risiko führen kann (dies ist eine Schlussfolgerung der Autorin).

HLA
Auch wenn es nicht gesicherte Zusammenhänge gibt, erscheint mit HLA DR15 ein erhöhtes Risiko, sowohl für Alzheimer als auch für Parkinson und multiple Sklerose zu existieren[34].

Entzündliche Prozesse oder Infektion
Eine Studie findet Porphyromonas gingivalis, die mit Parodontitis in Verbindung steht, als eventuelle Beteiligung bei der Entstehung von Alzheimer.

Grundsätzlich kommen auch hier die neurotropen Erreger in Betracht.

Als Risikofaktoren gelten:
- Schädel-Hirn-Trauma
- Insulinresistenz und Hyperinsulinämie
- Diabetes und hohe Cholesterinwerte
- Bluthochdruck und erlittene Schlaganfälle
- Erhöhter Homocysteinwert
- Aluminium wird als auslösender Faktor diskutiert, ebenso Feinstaub und Ozon.

Diagnostik
Liquoruntersuchung und bildgebende Verfahren sind die wichtigsten diagnostischen Mittel.

Diagnostik MIT
- Standardserologie
- Immunstatus
- neurotrope Erreger
- HLA-Typisierung

34 Steele NZ, Carr JS, Bonham LW et al. Fine-mapping of the human leukocyte antigen locus as a risk factor for Alzheimer A case-control study. PLoS Med. 2017;14(3): e1002272. doi: 10.1371/journal.pmed.1002272.

Weiterführende Diagnostik

- Homocysteinspiegel
- Leicht- und Schwermetallbelastung
- Tryptophanstoffwechsel (Silent Inflammation)
- Zahnherde (Paradontitis)
- Mineralstoffe, Spurenelemente und Vitamine
- Mikrobiom Darm und Entzündungswerte

Therapie

- Einige Studien weisen nach, dass Ginkgo-Präparate bei Alzheimer die kognitiven Fähigkeiten verbessern.
- Koffein soll vor Alzheimer-Demenz schützen.
- Antioxidanzien (z. B. Quercetin, Berberin, OPC, Astaxanthin)
- Folat, Vitamin B_{12} und B_6 zur Senkung von Homocystein

Therapie MIT

- 2LMdA
- Erreger gemäß Befunden
- BIGmed
  - NEURODEGENEREG

Therapiedauer und Erfahrungen

Eine Therapie ist lebenslänglich zu planen. Da die meisten Patienten einen sehr hohen Betreuungsbedarf haben, sind viele in pflegerischen Einrichtungen untergebracht und kommen nicht in unsere Praxen. Es ist deshalb sinnvoll, möglichst präventiv zu arbeiten und die entsprechenden Parameter nicht erst bei bestehendem Verdacht zu überprüfen.

Morbus Parkinson

Nach der Alzheimer-Krankheit ist Morbus Parkinson die zweithäufigste neurodegenerative Erkrankung der Welt.

Die Parkinson-Erkrankung ist gekennzeichnet durch das vornehmliche Absterben der dopaminproduzierenden Nervenzellen in der Substantia nigra, einer Struktur im Mittelhirn. Der Mangel an dem Botenstoff Dopamin führt zu einer Verminderung der aktivierenden Wirkung der Basalganglien auf die Großhirnrinde und somit zu den Bewegungsstörungen.

Symptome

Frühe Symptome

- Jahre vor dem Ausbruch Störung des Geruchssinns
- Stimmungsschwankungen (leichte Reizbarkeit) mit leichten Depressionen
- Verstopfung
- Störung des Traumschlafs durch atypische starke Bewegungen während des (im gesunden Zustand normalerweise bewegungslosen) REM-Schlafs (bis hin zum Schreien oder Umsichschlagen)

Symptome im Hauptstadium

Diese Symptome sind verursacht durch zu niedrigen Dopaminspiegel:

- Muskelzittern (Tremor) in Ruhe, insbesondere als rhythmisches Zittern der Extremitäten
- Schrift wird etwas kleiner
- „Unrunde" Bewegung beim längeren Laufen (etwas nachziehen)
- wächserne Gesichtsmimik durch Muskelstarre (Rigor) bzw. unelastische erhöhte Ruhespannung
- verlangsamte Bewegungen (Bradykinese oder Hypokinese), die bis hin zu Bewegungslosigkeit (Akinese) führen können
- Haltungsinstabilität

Weitere Symptome

- Depression
- Ängstlichkeit
- vegetativ-autonome Störungen:
  - Blutdruckregulation
  - Verdauung
  - Blasenfunktion
  - Temperaturregulation
- Störungen des Schlaf-Wach-Rhythmus (REM-Schlafstörungen werden oft berichtet und können anderen Parkinson-Symptomen vorausgehen)
- häufig Assoziation mit Symptomen des Restless-Legs-Syndroms
- sensorielle Störungen (z. B. Störung des Geruchssinns, Schmerzen).
- In fortgeschrittenem Stadium sind kognitive Veränderungen nicht selten.

Ursachen

Man muss beim M. Parkinson verschiedene Formen unterscheiden:
Beim sogenannten idiopathischen Parkinson-Syndrom (IPS), welches ca. 80 % aller Erkrankungen ausmacht, kann keine klare Ursache festgestellt werden. Für die Mikroim-

muntherapie ist es eine Herausforderung, hier z. B. ursächliche Erreger (siehe neurotrope Erreger S. 169) zu finden, die am Geschehen beteiligt sein könnten.

Neuere Untersuchungen legen auch eine autoimmune Komponente nahe.

Genetik
Folgende HLA erhöhen das Risiko einer Parkinson-Erkrankung[35]:

HLA	Risiko
HLA-DQA1*03:01	erhöhtes Risiko
HLA-DQB1*03:02	erhöhtes Risiko
HLA-DRB1*04:01	erhöhtes Risiko
HLA-DRB1*04:04	erhöhtes Risiko
HLA-DRB1 und Varianten	vermindertes Risiko

Tab. 20

Auch gibt es einen familiär gehäuft auftretenden M. Parkinson, der genetisch bedingt ist unb wofür die Gene PARK1 bis PARK13 verantwortlich sind.

Monogene Formen des Morbus Parkinson sind für etwa fünf bis zehn Prozent aller Patienten mit Morbus Parkinson verantwortlich. Der PARK1-Lokus z. B. wird dominant vererbt.

Das **sekundäre (symptomatische) Parkinson-Syndrom** kann von verschiedenen Faktoren ausgelöst werden und dürfte für uns als Therapeuten von größtem Interesse sein, denn hier finden sich auch Behandlungsmöglichkeiten.

Ursachen dafür können sein:
- Medikamente, die die Rezeptoren für Dopamin blockieren; nach Absetzen können die Symptome vollkommen abklingen:
  - Neuroleptika
  - Antiarrhythmika
  - Blutdrucksenker
  - Calciumantagonisten

35 Yu E, Ambati A, Andersen MS et al. Fine mapping of the HLA locus in Parkinson's disease in Europeans. npj Parkinsons Dis. (2021); 7 (84) https://doi.org/10.1038/s41531-021-00231-5

Interessenslage ist jedoch klar ersichtlich, weshalb wir als Therapeuten gefordert sind, zumindest individuell bei allen Patienten alle Möglichkeiten zu überprüfen.

- Verengungen der Halsvenen bis hin zu kompletten Stenosen, die verhindern, dass das Blut korrekt aus den Hirnarealen abgeführt wird, konnten nicht evidenzbasiert als Ursache der MS gefunden werden. Die Veränderungen, die mit dem Begriff „chronische cerebro-spinale venöse Insuffizienz" (CCSVI)[40] beschrieben werden, sind aber nach wie vor ein Streitpunkt der MS-Forschung. Möglichweise sind die Verengungen eher als eine Folge chronischer Entzündungen im Bereich des Gehirns denn als ursächlich anzusehen.

Diagnostik

Klassisch werden für die Diagnose einer MS sowohl eine Magnetresonanztomographie (MRT) sowie eine Liquoruntersuchung benötigt.

Im MRT werden Läsionen wie auch die Durchlässigkeit der Blut-Hirn-Schranke sichtbar gemacht.

Bei rund der Hälfte der Patienten findet sich eine leichte Vermehrung lymphozytärer Zellen im Liquor (lymphozytäre Pleozytose). Ein Antikörpernachweis (IgA, IgM und IgG) im Liquor, sogenannte oligoklonale Banden, gelten als Hinweis für chronisch-entzündlichen Prozesse im zentralen Nervensystem. Bei fast allen Patienten sind diese nachweisbar. Leider fehlt bei den meisten Untersuchungen die Angabe, um welche Erreger-Antikörper es sich handelt. Diese Angaben wären für uns Mikroimmuntherapeuten sehr hilfreich. Es ist daher empfehlenswert, im Labor nachzufragen, ob dies möglicherweise noch nachträglich untersucht werden kann oder am besten schon vor der Untersuchung darum zu bitten.

Die Anzahl der Antikörper gibt bereits Hinweise zu möglichen Erregern:

- IgG-Dominanz: Multiple Sklerose, Neurosyphilis, chronische HIV-Enzephalitis
- IgA-Dominanz: Neurotuberkulose, Hirnabszess, Adrenoleukodystrophie
- IgM-Dominanz: Neuroborreliose (akut IgM > IgA > IgG), Mumps-Meningoenzephalitis, Non-Hodgkin-Lymphom mit ZNS-Beteiligung
- IgG+IgA+IgM: opportunistische Infektionen (z. B. EBV, CMV, Toxoplasma)

Mit der Liquor-Proteindifferenzierung (Reiber-Diagramm) kann das Ausmaß einer Blut-Hirn-Schrankenstörung gemessen werden.

40 Zamboni P, Galeotti R, Menegatti E et al. Chronic cerebrospinal venous insufficiency in patients with multiple sclerosis. J Neurol Neurosurg Psychiatry 2009; 80(4): 392–9

„Da Albumin, welches ausschließlich in der Leber synthetisiert wird, nur aus dem Blut in den Liquor gelangen kann, gilt der Albumin-Liquor/Serum-Quotient Q/Alb als Maß für die Blut-Liquor-Schrankenfunktion.

Diagnostische Hinweise:
Leichte Schrankenstörung bis 10 x 10^-3 (Erwachsene) bei chronischen Erkrankungen wie Multipler Sklerose, chronischer HIV-Enzephalitis, alkoholischer Polyneuropathie oder AML.

Mittelschwere Schrankenstörungen bis 20 x 10^-3 (Erwachsene) bei viralen Meningitiden, opportunistischen Infektionen oder diabetischer Polyneuropathie.

Schwere Schrankenstörung >20 x 10^-3 (Erwachsene) weisen auf eine akut entzündliche Erkrankung hin wie z. B. GBS, Neuroborreliose, HSV-Enzephalitis.

Extrem hohe Werte >50 x 10^-3 (Erwachsene) findet man bei purulenter oder tuberkulöser Meningitis oder bei einer spinalen Blockade."[41]

Diagnostik MIT

Mit der Diagnostik werden zwei Ziele verfolgt. Einerseits muss nach aktiver oder stiller Entzündung gesucht werden, andererseits sollten mögliche Ursachen überprüft werden. Da die Ursachen multiple sein können, müssen alle möglichen Parameter überprüft werden.

- Standardserologie MIT, dabei ist EBV wichtig
- Immunstatus
- TH1/TH2/TH17
- Serumproteinprofil
- HLA-Typisierung
- häufigste m(S. 75)ögliche Erreger
  - Borrelia burgdorferi
  - Brucella abortus
  - FSME-Virus
  - Herpes-simplex-Virus Typ 1 und 2
  - HHV-6
  - HIV-1/2
  - HTLV-1
  - Masernvirus

41 MVZ-Leistungsverzeichnis http://leistungsverzeichnis.labor-gaertner.de/Entry/562 [Abgerufen 28.02.2022]

- Mumpsvirus
- Mycoplasmen
- Poliomyelitis-Viren: Typ I, II und III[42]
- Rötelnvirus
- Toxoplasmose
- Varizella Zoster

Erweiterte Diagnostik

- Toxine, Schwer- und Leichtmetalle
- Nährstoffprofil, B-Vitamine, Vitamin D
- Mikrobiom Darm gesamt und
  - eventuelle Parasiten
- langkettige Fettsäuren
- Quinoilinsäure ist neurotoxisch und blutschrankenzerstörend Untersuchung des Tryptophanstoffwechsel findet „Silent Inflammation" und entzündliche Aktivitäten, die aus dem Darm stammen; Messung im Urin
- Gangliosid-Antikörper:
  - Antikörper gegen das basische Myelinprotein (MBP)
  - Myelin-AK gegen Myelin-Oligodendrozyten-Glykoprotein (MOG)
- C-reaktives Protein (CRP)
- antinukleärer Antikörper (ANA)
- Antiphospholipid-Antikörper
- Angiotensin-konvertierendes Enzym (ACE)
- antineutrophile cytoplasmatische Antikörper (ANCA)
- Extractable Nuclear Antigens (ENA)
- Bei Auftreten von Fatigue ist immer auch an die Funktion der Nebennieren zu denken, eine Analyse der Neurotransmitter und Stresshormone ist dann sinnvoll.

Therapie

Die Therapie ist abhängig vom jeweiligen Stadium und der durchgeführten Diagnostik. Eine akute oder subakute Entzündung muss anders behandelt werden als ein schleichender Verlauf.

Die meisten Patienten kommen nach einem ersten oder zweiten Schub zu uns in die Praxis. Die Therapie muss unserer Diagnostik angepasst werden.

42 Bei unklaren MS-Fällen sollte man auch an die Möglichkeit eines Post-Polio-Syndroms denken. (S. 75)

Initiale Therapie
Wichtiger Bestandteil ist die Behandlung der Erreger und einer eventuellen Entzündung.

- MIT je nach Erreger so lange, bis es keinen Nachweis mehr gibt; in der Regel ca. 6 Monate
- 2LSEP kann dazu gegeben werden, es ist jedoch besser, erst nach Erregerreduktion dieses Mittel einzusetzen.
- Nosoden C30 für weitere Erreger täglich 2 Granula
- zur Regeneration der Myelinscheide: MYELINREG/MIR, Montag bis Freitag eine Kapsel
- Einzelmittel Nerve Groth Factor (NGF) C4 einmal pro Woche 2 Granula
- HLA-SMM C27 einmal pro Woche 2 Granula (lebenslang)
- Substitution der Mängel, vor allem Vitamin D
- bei Entzündungen, die darmassoziiert sind, entsprechende Darmtherapie, Behandlung des Mikrobioms.

Weitere Therapien

- Impfausleitung (S. 278),
- Ausleitungstherapie bei toxischer Belastung
- bei Silent Inflammation IDO/TMAO
  - 2LINFLAM
  - 2LMICI
  - Curcumin
  - Berberin-HCl
  - Omega 3-FS, DHA

Therapie bei akuter Entzündung
2LINFLAM bis zu 3 Kapseln täglich, Boswellia (Weihrauch Extrakt) 500 mg täglich

Erhaltungstherapie
einmal pro Quartal eine Packung 2LSEP, Nährstoffprofil kontrollieren und substituieren, HLA-SMM C27 einmal pro Woche 2 Granula

Bei erneuten Schüben:

- Kontrolle Erreger
- Kontrolle Toxine
- entsprechende Therapie

Physiotherapie und Bewegungstherapie, der Erhalt von Balance und muskulärer Kraft ist zentral, ebenso ist sie wichtig in der Behandlung der Spastik.

Beckenbodengymnastik wird empfohlen bei Blasenschwäche.

Regelmäßige Bewegung im Freien, moderater Sport sind empfehlenswert.

Kontrolle der Neurotransmitter und Stresshormone sowie entsprechende Therapie.

Ernährung
Es gibt Hinweise auf einen wesentlichen Effekt von erhöhtem Konsum mehrfach ungesättigter Fettsäuren (z. B. Omega-6-Fettsäuren wie Linolsäure oder Omega-3-Fettsäuren) auf den Krankheitsverlauf. Linolsäure in der Nahrung bildet die Vorstufe der Arachidonsäure. Damit sich die Beschwerden nicht verschlimmern, sollten Menschen mit entzündlich-degenerativen Erkrankungen wie MS oder Rheuma eine linolsäurearme Diät einhalten.

Therapiedauer und Erfahrungen
Es ist mit alternativen Methoden und der Mikroimmuntherapie leicht möglich, den schubförmigen Verlauf einer MS zu stoppen. Viele Patient*innen der Autorin sind über viele (bis zu 20) Jahre schubfrei. Voraussetzung dafür ist eine breite Diagnostik, um alle Faktoren frühzeitig zu behandeln. Diese Patienten haben alle jeweils eine Packung 2LINFLAM und 2LSEP vorrätig zuhause. Wenn sich ein Schub ankündigt, nehmen sie die beiden Mittel sofort jeweils täglich für mindestens 10 Tage; 2LINFLAM die ersten 3 Tage 3 Kapseln täglich.

Nährstoffprofil (Vitamine, Spurenelemente etc.) werden regelmäßig überprüft, und je nach Bedarf muss substituiert werden. Vor allem Vitamin D scheint eine wichtige Rolle bei der Verhinderung von neuen Entzündungsprozessen zu spielen.

Fazialisparese, Trigeminusneuralgie

Bei der Fazialisparese kommt es zur „Verletzung“ des Fazialisnervs. Die Verletzung kann mechanisch durch z. B. zahnärztliche Eingriffe geschehen oder durch Erreger, die neurotrop wirken. Oft ist ein Zusammenspiel von oralen Behandlungen (als Trigger oder traumatischer Reiz) und eine dadurch verursachte Reaktivierung von Erregern zu beobachten.

Eine Trigeminusneuralgie ist es ähnlich wie eine Fazialisparese, nur dass der Trigeminusnerv in Mitleidenschaft gezogen wird.

Neuralgien

Als Neuralgien bezeichnet man Nervenschmerzen. Die Ursachen können mechanisch (eingeklemmter Nerv) oder entzündlich (durch zum Beispiel neurotrope Erreger) sein. Die häufigste Neuralgie ist die Zoster-Neuralgie, die ein Symptom der Gürtelrose sein kann (S. 144)

Diagnostik MIT

- Standardserolgie
- Immunstatus nicht zwingend
- Wichtig sind die möglichen kausalen Erreger:
  - Epstein-Barr-Virus
  - Herpes Typ 1 und 2
  - Varizella Zoster
  - Borrelien
  - Coxsackie-Virus
  - Enteroviren
  - Poliovirus
  - Campylobacter

Therapie

Die entsprechenden Erreger sind zu therapieren.

Therapiedauer und Erfahrung

Wenn eine Therapie sehr früh nach ersten Symptomen beginnt, ist es durchaus möglich, dass die Parese oder Neuralgie wieder verschwindet oder zumindest einen sehr milden Verlauf nimmt.

Hinweis: Nach Covid-19 oder -Impfung haben wir vermehrt Zoster-Reaktivierungen und Gürtelrosen beobachtet. Eine schnelle Therapie mit 2LZONA kann schon nach 2–3 Monaten Wirkung zeigen.

Rheumatische Erkrankungen

Als *„rheumatisch"* werden alle Störungen im Organsystem von Haltung und Bewegung angesehen, egal ob sie zu Schmerzen, Bewegungseinschränkung, zu sichtbaren oder unsichtbaren beeinträchtigenden Veränderungen führen. Die WHO (Weltgesundheitsorganisation) definierte Rheuma 1978 als: *„Erkrankung des Bindegewebes und schmerzhafte Störung des Bewegungsapparates, die sämtlich zur Ausbildung chronischer Symptome führen können"*.

Diese Definition macht es für den Behandler nicht gerade leicht und verführt dazu, alles als *„Rheuma"* zu bezeichnen, was in die Definition passt. Es gibt über 180 Krankheitsgeschehen, die dem rheumatischen Formenkreis zugeordnet werden können. Seit 1985 gilt deshalb die *„Neue Nomenklatur der rheumatischen Prozesse"* der WHO mit 4 großen Unterteilungen.

- entzündlich-rheumatische Erkrankungen
- degenerative Gelenk- und Wirbelsäulenerkrankungen
- Weichteilrheumatismus
- Stoffwechselerkrankungen mit rheumatischen Beschwerden

Die für uns Mikroimmuntherapeuten wichtigste Gruppe ist die der autoimmunbedingten und oder der entzündlich-rheumatischen Erkrankungen.

Entzündlich-rheumatische Erkrankungen

Diese werden nochmals unterteilt in verschiedene Arthitiden.

Rheumatoide Arthritis, chronische Polyarthritis oder reaktive Arthritis

Die rheumatoide Arthritis oder chronische Polyarthritis ist eine über lange Zeit andauernde rheumatische Erkrankung und die häufigste entzündliche Erkrankung der Gelenke.

Symptome

Der Krankheitsbeginn kann schleichend oder akut sein, beginnend mit

- Schmerzen in den kleinen Finger- oder Zehengelenken.
- Auch andere Gelenke können betroffen sein, insbesondere Hand-, Knie-, Schulter, Fuß- und Hüftgelenke.
- Bevorzugt werden die Handwurzelknochen, die Fingergrundgelenke und die nahen Finger-Gelenke (proximale Interphalangealgelenke, PIP) befallen.
- Die Fingerend- und Zehenendgelenke (distale Interphalangealgelenke, DIP) sind im Gegensatz zur Gicht nicht betroffen.

Kennzeichnend sind:

- Schwellung und Überwärmung, eine Rötung kann hinzukommen.
- Morgens sind die Symptome oft verstärkt, es handelt sich um eine symptomatische morgendliche Steife.
- Im Krankheitsverlauf werden immer mehr Gelenke befallen.
- Die Polyarthritis verläuft meist in Schüben, die mehrere Wochen oder Monate dauern können. Dazwischen können längere symptomlose Phasen liegen.

Bei **rheumafaktorpositiven** Patienten ist der Verlauf etwas anders:

Symptome bei Beginn:

- Gleich zu Beginn sind die Gelenke betroffen, typischerweise symmetrisch an den Hand-, Finger- und Zehengelenken. An den Streckseiten der Extremitäten können Rheumaknoten beobachtet werden. Diese können auch an inneren Organen auftreten.
- Die rheumafaktorpositive Polyarthritis kann von einer Vaskulitis (S. 227) der kleinen und mittleren Arterien und dem Befall innerer Organe begleitet sein.
- subfebrile Temperaturen
- Reduzierter Allgemeinzustand
- Leistungsknick, Gewichtsabnahme
- emotionale Labilität
- Lymphknotenschwellungen und -schmerzen
- milde Hepatosplenomegalie (Leber- und Milzschwellung)
- Bei jugendlichen Patienten mit aktiver Polyarthritis:
  - zusätzlich Wachstumsstillstand,
  - Verzögerung von Wachstum und Entwicklung.

Mögliche Ursachen

Die rheumatoide Arthritis ist oft eine reaktive Arthritis, also die Folge von Infekten mit verschiedenen potenziellen Erregern. Bei geschwollenen Lymphknoten ist immer an EBV zu denken.

Diagnostik

Die wichtigsten Autoimmunantikörper sind:

- antinukleäre Antikörper ANA
- ENA-Antikörper (= extrahierbare nukleäre Antigene)
- Anti-CCP-Antikörper
- Entzündungsfaktoren
- Rheumafaktor meist negativ

Diagnostik MIT

- Standardserolgie MIT und immer an EBV denken!
- Immunstatus
- TH1/TH2/TH17
- Immer auch an Zahnherde denken und RANTES im Serum bestimmen.
- Stuhluntersuchung:
  - Eine chronische Darmentzündung kann Ursache einer reaktiven Arthritis sein,
  - ebenso bakterielle Erreger, siehe weiter unten.
- Die häufigsten Erreger für rheumatoide entzündliche Erkrankungen sind sämtliche gramnegativen Bakterien (S. 18) wie z. B.
  - Borrelien
  - Brucellen
  - Campylobacter
  - Bartonella henselae, Erreger der Katzenkratzkrankheit
  - Escherichia coli (E. coli)
  - Fusobakterien (aus dem Zahnbereich)
  - Klebsiella
  - Salmonellen
  - Shigellen
  - Yersinien; es muss immer auch nach Yersinien (S. 34) gesucht werden, diese können eine reaktive Arthritis verursachen.
- Chlamydien pneumoniae und trachomatis
  - Bei Chlamydien-Arthritis sind meist ein oder beide Knie befallen.
- Parvovirus B19

Es gibt verschiedene Sonderformen der chronischen rheumatoiden Arthritis.

Symptomatik, Diagnostik und Therapie unterscheiden sich erheblich, weshalb diese Erkrankungen in eigenen Kapiteln besprochen werden.

Therapie

Grundsätzlich 2LINFLAM und 2LARTH täglich plus entsprechende Erreger-Nosoden. Im Schub TNF-α C27 dazu.

- BIGmed
  - POLYARTH-REG/MIR
  - AUTIMREG

Bei einer reaktiven Arthritis sind oft Erreger ursächlich beteiligt und müssen behandelt werden:

- Therapie der Borreliose (S. 252)
- Therapie der Yersiniose (S. 266)
- Chlamydien:
  - 2LCHLA oder BIGmed CHLAMYDIAREG täglich, bis keine IgA-Antikörper mehr nachweisbar sind
- Parvovirus B19, entsprechende Nosode C30 täglich 2 Granula

Therapiedauer und Erfahrung

Patienten, die über lange Zeit Cortison erhalten haben, sind sehr schwer zu behandeln. Jedes Reduzieren oder Absetzen von Cortison führt automatisch durch die Reduktion zu neuen Entzündungen. Das passiert leider auch dann, wenn das Cortison bereits auf 12 oder 7,5 mg reduziert wurde. Es lohnt sich, parallel mit 2LINFLAM zu therapieren, um dieses Rebound-Phänomen zu vermeiden. Patienten, die TNF-α-Hemmer erhalten haben, können leichter umgestellt werden. Die wöchentliche Dosierung kann zunächst erst nach 2 Wochen, dann nach 3, später nach 4 Wochen verabreicht werden, was einen Ausstieg leichter macht. Das Rebound-Phänomen tritt so nicht auf.

Zusätzlich kann man TNF-α als C27 sowohl bei Cortison- wie auch bei TNF-α-Hemmer-Reduktion geben.

Eine Polyarthritis, die nicht unter eine der im weiteren Verlauf geschilderten Differenzialdiagnosen fällt, kann in relativ kurzer Zeit von 3–6 Monaten (außer bei Yersiniosen und Borreliosen) zufriedenstellend mit der Mikroimmuntherapie behandelt werden.

Solange Anti-CCP-Antikörper vorhanden sind, ist die Therapie nicht abgeschlossen und es kommt immer wieder zu entzündlichen Schüben. Diese kann man mit 2LINFLAMM und 2LARTH ziemlich gut abfangen.

Felty-Syndrom

Das Felty-Syndrom ist eine Komplikation einer schon seit Langem bestehenden, zumeist schweren chronischen Polyarthritis.

Symptome
Das Felty-Syndrom fordert obligat folgende Symptomtrias:
- rheumatoide Arthritis
- Splenomegalie und Lymphknotenschwellung
- Leukopenie (besonders Granulozytopenie)

Zusätzlich ist der Rheumafaktor hochpositiv.

Darüber hinaus fallen auf:
- häufige Infekte, wohl wegen der erniedrigten Leukozyten
- Lungenentzündungen und
- Entzündungen der Haut, meist Unterschenkel
- Entzündungen der kleinen Gefässe, Vaskulitis (S. 227).

Ursachen
Eine genetische Prädisposition wird mit HLA-DR4, -DR1 und -DR10 vermutet.

Es scheinen auch Antikörper gegen verschiedene Anteile der Leukozyten mitbeteiligt zu sein.

Ursächlich kommt bei solchen Erkrankungen immer EBV in Frage.

Diagnostik
- Antikörper gegen Granulozyten
- Kryoglobuline
- Rheumafaktoren
- antinukleäre Antikörper, ANCA,
- gelegentlich DsDNA-Antikörper

Therapie
Die Therapie ist dieselbe wie bei der Polyarthritis (S. 198). Durch die Chronifizierung über lange Zeit ist ein Therapieerfolg nicht so schnell zu erreichen.

Zusätzlich HLA-SMM C27 2 Granula pro Woche lebenslänglich.

Still-Syndrom

Das Still-Syndrom oder Morbus Still oder die juvenile rheumatoide Arthritis ist eine autoinflammatorische Systemerkrankung. Sie betrifft meist Kinder und Jugendliche, seltener auch Erwachsene.

Symptome

Die Symptome sind ähnlich wie bei einer chronischen Polyarthritis, jedoch mit

- Fieber über 39 °C
- lachsfarbenem flüchtigem Hautausschlag (Still-Exanthemen)
- Gelenkdestruktionen
- Muskelschmerzen
- Vergrößerung der Lymphknoten.

Für die systemische juvenile idiopathische Arthritis (SJIA) gelten folgende Symptome als sichere Anzeichen für die Diagnose:

- Fieber für mindestens zwei Wochen (≥39 °C mindestens einmal am Tag mit anschließender Normalisierung auf ≤37 °C).
- Arthritis in mindestens einem Gelenk (über sechs Wochen andauernd)
- mindestens eines der weiteren Symptome:
  - flüchtiger erythematöser Ausschlag
  - generalisierte Lymphknotenschwellung
  - Hepatomegalie und/oder Splenomegalie,
  - Serositis (Entzündung einer aus Mesothel bestehenden serösen Haut), zum Beispiel:
    - Peritonitis
    - Pleuritis
    - Perikarditis

Ursachen

Als Ursache der Erkrankung wird eine Überaktivität des angeborenen Immunsystems angesehen. Es kommt zu einer Entzündung, die „von selbst" auftritt, dies im Bereich der extrazellulären, unspezifischen Immunantwort. Insbesondere sind Monozyten und Makrophagen beteiligt. Die Entzündungsreaktion betrifft den ganzen Körper, weshalb man von einer „systemischen" Erkrankung spricht.

Eine Ursache könnte ein Polymorphismus im humanen Interleukin-18-Gen sein[43].

43 https://www.nature.com/articles/6363922 [Abgerufen: 03.03.2022]

Bei japanischen und koreanischen Erwachsenen Patienten mit Still-Syndrom wurde eine Prävalenz von HLA-DR B1 gefunden[44].

Bei einer Monozytose ist grundsätzlich immer an EBV zu denken. Eine chronischer Primärinfekt mit EBV (Mononukleose), würde eine systemische Aktivierung des Immunsystems erklären. Leider gibt es dazu kaum Forschungsergebnisse. Da es auch zu Leber- und Milzschwellungen kommen kann, ist die Hypothese eines akuten EBV-Infekts bestärkt.

Bei extrazellulären Entzündungsreaktionen muss man auch an Parasiten oder Allergien denken.

Komplikationen können sein:
- Amyloidose
- Makrophagenaktivierungssyndrom, z. B. durch Endotoxine von gramnegativen Bakterien

CAVE!

Die juvenile Arthritis darf nicht mit dem akuten rheumatischen Fieber zu verwechselt werden!

Das rheumatische Fieber tritt bei unbehandelten Streptokokkeninfektion auf, am häufigsten im Zusammenhang mit einer Tonsillitis (kann auch beim Pfeifferschen-Drüsenfieber (EBV) entstehen mit einem bakteriellen Superinfekt). Hier muss sofort mit Antibiotika therapiert werden.

44 https://pubmed.ncbi.nlm.nih.gov/12942703/ [Abgerufen: 03.03.2022]

Diagnostik

Eine frühzeitige Diagnose ist wichtig, um schwere Folgen, wie z. B. Gelenkzerstörungen, zu vermeiden und um mit einer effektiven Therapie beginnen zu können.

- BSG meist stark erhöht
- CRP meist stark erhöht
- Ferritin meist erhöht
- Leukozytose
- Thrombozytose
- antinukleäre Antikörper ANA meist negativ
- ENA-Antikörper (=extrahierbare nukleäre Antigene) meist negativ
- Lebertransaminasen oft erhöht
- Rheumafaktor kann positiv oder negativ sein.
- Differenzialdiagnostik bei positivem Rheumafaktor:
  - ankylosierende Spondylitis; M. Bechterew (S. 214)
  - Enthesitis[45]-assoziierte Arthritis
  - Sakroiliitis bei chronisch entzündlicher Darmerkrankung (S. 108ff)
  - Reiter-Syndrom (S. 226)
  - akute vordere Uveiitis (siehe(S. 236 Augen) und Zeichen der systemischen Arthritis

  Differenzialdiagnose bei negativem Rheumafaktor:
  - Psoriasis (S. 158, S. 213)
  - Arthritis mit HLA-B27, ankylosierende Spondylitis (S. 214)
  - Enthesitis-assoziierte Arthritis
  - Sakroiliitis bei chronisch entzündlicher Darmerkrankung (S. 108ff)
  - Reiter-Syndrom (S. 226)
  - akute vordere Uveiitis (S. 236)

Diagnostik MIT

- Standardserolgie, vor allem EBV
- Immunstatus
- TH1/TH2/TH17
- HLA-Typisierung
- Weitere Diagnostik
  - Gesamt-IgE
  - Stuhluntersuchung:
    - Ausschluss CED
    - Parasiten

45 Enthesitis, eine Entzündung der Enthesis (Übergang von Sehnen oder Bändern auf den Knochen)

Therapie
Da es sich meist um Kinder und Jugendliche handelt, muss man als Therapeut bereit sein, sich in eine Gruppe von anderen Therapeuten einzufügen: Kinderarzt, Augenarzt, Physiotherapeut oder Osteopath und nicht zuletzt die Eltern bestimmen gemeinsam zum Wohle des Kindes.

Ziel der Therapie ist es, Schmerzen und Entzündungen zu unterdrücken. Mit der Mikroimmuntherapie und der richtigen Diagnostik besteht auch die Möglichkeit einer ursächlichen Therapie, wie z. B. der des EBV.

Es müssen bleibende Schäden an Gelenken, Augen und Organen verhindert werden.

Therapie MIT
- 2LINFLAM
- 2LARTH
- ARTHROREG/MIR
- INFLAMREG

Entsprechend der Diagnostik
- Erreger
- Darmtherapie

Therapiedauer und Erfahrung
Die meisten Patienten kommen als junge Erwachsene in die Praxis, um sich von jahrelanger Einnahme von Medikamenten zu verabschieden. Meist ist diagnostisch nichts mehr zu finden außer einer eventuellen Reaktivierung von EBV. Da über Jahre Immunsuppressiva und Biologica genommen wurden, sieht man kaum mehr Entzündungsfaktoren oder aktive Geschehnisse. Es ist deshalb mit Sorgfalt vorzugehen, um erneuten Entzündungen prophylaktisch entgegenzuwirken. Bei den meisten Patienten dauert eine Therapie nicht länger als 6 Monate. Wichtig ist es auch, Mängel und Mikrobiom des Darms mit therapieren.

Sjögren-Syndrom

Das Sjögren-Syndrom gehört zu den autoimmunen rheumatischen Erkrankungen in der Gruppe der Kollagenosen. Exokrine Drüsen (besonders die Speicheldrüsen und Tränendrüsen) werden durch lymphozytäre Infiltration und übermäßige B-Zell-Aktivität angegriffen und können zu entzündlichen Veränderungen an inneren Organen und am zentralen Nervensystem führen.

Das Sjögren-Syndrom kann als eigenständige Erkrankung oder öfter noch als Begleiterscheinung anderer rheumatischer Erkrankungen auftreten:
- Rheumatoide Arthritis (S. 198)
- Lupus erythematodes (S. 153)
- Primär sklerosierende Cholangitis
- Morbus Bechterew (S. 214)
- Raynaud-Syndrom
- Hepatitis C

Nicht selten tritt das Sjögren-Syndrom zusammen mit einer autoimmunen Schilddrüsenerkrankung (S. 130), auf.

Symptome
Durch die Veränderungen der Tränen- und Speicheldrüsen kommt es zu
- Trockenen Augen
- Mundtrockenheit
- Die häufigsten Symptome der Mundschleimhaut bei primärem und sekundärem Sjögren-Syndrom sind:
  - Mundwinkelentzündung (Cheilitis angularis),
  - Lippenentzündung (Cheilitis),
  - verminderte Lippenfeuchtigkeit,
  - unspezifische Ulzerationen, Aphthen und aphtenähnliche Zustände.
- Starke Müdigkeit
- Konzentrationsschwäche
- Abgeschlagenheit
- Depression
- Gelenkentzündungen mit Morgensteifheit
- Myalgie
- Haut-, Nasen- und Vaginaltrockenheit
- entzündete Speicheldrüsen
- Keratoconjunctivitis sicca (Sicca-Syndrom)

Ursachen
Die Symptomatik, die bezüglich der Schleimhäute geschildert wird, legt nahe, dass Herpes I und II ursächlich beteiligt sein könnten.

Zahnstörfelder müssen abgeklärt werden. Weitere autoimmune Erkrankungen insbesondere der Schilddrüse sind zu untersuchen.

Gewisse genetische Dispositionen können ursächlich sein. „*Die Gene IRF5 und STAT4 gehören zu den Transkriptonsfaktoren, die an einer Typ-1-Interferon-Antwort beteiligt sind, die bereits frühere Untersuchungen mit der Pathogenese des Sjögren-Syndroms in Verbindung gebracht hatten.*"[46]

Je nach Herkunft der Patienten variiert die Prävalenz der HLA beim Sjörgren-Syndrom. Eine Tabelle kann in der Studie von Leyla Y. Teos und Ilias Alevizos nachgelesen werden: Genetics of Sjögren's Syndrome[47].

Bei Europäern stellt HLA-DR3 die häufigste Variante dar.

Diagnostik

- antinukleäre Antikörper (ANA),
- Spezifisch sind SS-A- und SS-B-Autoantikörper
- Rheumafaktor
- Blutkörperchensenkungsgeschwindigkeit (BSG),
- C-reaktiven Proteins (CRP)
- Leukopenie, Anämie und Thrombozytopenie
- Schirmer-Test beim Augenarzt: Mit einem Löschpapier wird die Produktion der Tränenflüssigkeit im Auge geprüft. Bei Sjögren-Syndrom bleibt das Löschpapier trocken.

Diagnostik MIT

- Immunstatus
- HLA-Typisierung
- Zahnherddiagnostik
- Standardserolgie MIT, insbesondere Herpes 1 und 2

Therapie

Die Therapie ist die gleiche wie bei der Polyarthritis (S. 201). Eventuell kommen zusätzlich Erreger hinzu oder die Schilddrüse (S. 130) muss mittherapiert werden.

- HLA-SMM C27 2 Granula pro Woche über mehrere Jahre
- Augen: Mukokehl® Augentropfen von Sanum
- Mundschleimhaut: z. B. Mikrovita von Dr. Töth® oder DentoMit® Mundpflegespray

46 https://www.aerzteblatt.de/nachrichten/56091/Risikogene-fuer-das-Sjoegren-Syndrom-gefunden [Abgerufen: 15. 03. 2022]

47 Teos LY, Alevizos I. Clin Immunol. Author manuscript; available in PMC 2018 Sep 1. Published in final edited form as: Clin Immunol 2017; 182: 41–47. doi: 10.1016/j.clim.2017.04.018

Serologie

Erreger	Ergebnis	Referenzwert
Epstein-Barr-Virus		
EBV-VCA-IgG (IFT)	**1:2560**	<1:80
EBV-VCA-IgM (IFT)	negativ	<1:10
EBV-EA-IgG (IFT)	**1:20**	<1:10
EBV-EBNA-IgG (IFT)	1:160	<1:10
Cytomegalie-Virus		
CMV IgG-Ak (IFT)	1:20480	<1:80
CMV IgM-Ak (IFT)	<1:80	<1:80
Chlamydia pneumoniae		
Chlam. pneum. IgA-Ak (IF)	1:320	<1:80
Chlam. pneum. IgG-Ak (IF)	1:640	<1:80
Chlam. pneum. IgM-Ak (IF)	1:10	<1:10
Varizella zoster-Virus		<1:10
VZV IgA-Ak (IFT)	1:20	
VZV IgG-Ak (IFT)	1:640	<1:10

Tab. 22

- EBV ist mit Early Antigen-AKs hoch reaktiviert
- CMV ist sehr hoch reaktiviert
- Chlamydia pneu. sind mit IgM-AK sogar akut
- Herpes Zoster ist mit IgA-AK hoch reaktiviert
- Herpes Typ I und II (nicht in der Tab.) sind ebenfalls reaktiviert
- Auto-AK bei primärer biliärer Zirrhose – AMA – negativ, was gegen eine fortgeschrittene autoimmune Hepatitis spricht

Die Serologie entspricht dem Befund eines supprimierten Immunsystems, sämtliche Erreger sind reaktiviert, zum Teil in akuter Phase. Auffällig ist vor allem der Cytomegalie-Virus. Ein akuter Infekt mit CMV hat folgende Symptome:
Husten und Atemnot. Auch die Leber und der Darm können befallen sein, was zu Übelkeit, Erbrechen, Durchfällen und Gelbsucht führen kann.

Die Patientin dürfte 2004 einen akuten CMV-Infekt gehabt haben, was zu der nicht geklärten Hepatitis geführt hatte. Eine weitere Immunsuppression ist daher nicht zielführend.

Für die Blasenentzündungen könnten die Chlamydien zuständig sein, diese sind – mit IgM-AK positiv – als akuter Infekt zu bewerten. Man darf sich vom Begriff „pneumoniae" nicht verwirren lassen, auch Chlamydia pneu. kann Harnwegsinfekte verursachen.

Festgestellte Mängel:
- Kalium
- Magnesium
- Kupfer
- Zink
- Vitamin D

Hormone:
- Progesteron sehr niedrig

Therapie
- 2LEID für 2 Monate täglich 1 Kapsel
- 2LEBV zunächst für 2 Monate täglich 1 Kapsel
- BIGmed:
  - Immuncomplex 1 Montag bis Freitag 1 Kapsel im Wechsel mit
  - CHLAMYDIAREG
- Vitamin D 5000 I.U. plus K_2
- Multimineral-Produkt
- Mariendistel-Produkt

Für die Mundschleimhaut:
- Atemun® und Microvita® Pflanzenextrakt von Dr. Töth

Weitere Therapie nach 2 Monaten:
- 2LEBV
- 2LCMV kommt jetzt neu dazu
- CHLAMYDIAREG
- Mariendistel-Präparat
- Multimineral
- Vitamin D weitere 2 Monate

Langsam werden die Immunsuppressiva – in Absprache mit dem Hausarzt – weggelassen. Im November 2020 (nach 4 Monaten) sind die Leber Transaminasen immer noch leicht erhöht. Die Lymphozyten sind nun in der Norm und die Symptomatik ist wesentlich besser. Blasenentzündungen hatte die Patientin keine mehr.

Die Therapie wird wie oben beschrieben weitergeführt.

Es dauerte bis im Mai 2021 (9 Monate), bis die Leberwerte wieder in der Norm waren, ohne dass die Patientin weitere Immunsuppressiva zu sich nahm.

Eine Kontrolle ergab:

Parameter	Ergebnis	Referenzwert
ANA (Hep-2) IG IF	**1:80**	1:80
SS-a/Ro IgG	<7	<7 U/ml
SS-B/La IgG	<7	<7 U/ml
Gamma-Globuline	16,2	8,0-13,5
Gamma-GT	13,4	7-42 U/L
GOT	32	<32 U/L
GPT	30,8	<32 U/L
Pankreasamylase	32,8	<53 U/L

Tab. 23

Es gab keine autoimmunen Antikörper mehr. Das Sjögren-Syndrom war nicht mehr nachweisbar und vor allem nicht mehr spürbar, nur die Mundtrockenheit war noch, jedoch in einem erträglichen Ausmass, vorhanden.

Die Patientin hatte noch eine einmalige Episode einer Blasenentzündung, die mit Notakehl® Tropfen und D-Mannose sofort beendet wurde.

Psoriasisarthritis

Die Psoriasisarthritis ist, wie der Name sagt, eine zusätzliche entzündliche rheumatische Erkrankung bei bestehender Schuppenflechte (S. 158).

Symptome

Neben der Schuppenflechte zeigen sich Gelenkmanifestationen:

- Es kann zu Nagelablösung (Onycholyse) kommen, diese ist von einer Pilzerkrankung abzugrenzen.
- Oft wird die Erkrankung an den Gelenken nur eines Fingers oder einer Zehe festgestellt
- Besonders charakteristisch ist ein Befall aller Gelenke eines Fingers (Daktylitis) und die Tüpfelung des Nagels desselben Fingers.
- Es können zwar alle Gelenke betroffen sein, typischerweise sind es aber die End- und Mittelgelenke an Händen und Füßen und große Gelenke wie Knie und Becken-Wirbelsäule (Iliosakralgelenke).

- Die Gelenkbeteiligung ist im Gegensatz zur (S. 198) oft asymmetrisch, es sind also auf der rechten und linken Körperhälfte unterschiedliche Gelenkregionen befallen.
- Zusätzlich können auch die den Gelenken benachbarten Weichteile befallen sein, beispielsweise die Sehnen und Sehnenansätze, Muskel und Muskelansätze, Schleimbeutel oder Bänder.

Diagnostik

- Eine Psoriasis-Arthritis wird diagnostiziert, wenn eines der folgenden Kriterien erfüllt ist:
  - Gelenkentzündungen und Psoriasis (Schuppenflechte)
  - gesicherte Psoriasis bei einem Verwandten ersten Grades
  - eine Entzündung aller Gelenke eines Fingers
  - Nagelsymptome; Ablösungen oder Tüpfelung
- Differenzialdiagnostisch müssen eine ankylosierende Spondylitis, Sakroiliitis bei chronischen Darmentzündungen oder das Reitersyndrom ausgeschlossen werden.
- In der Regel fehlen Rheumafaktoren, die z. B. bei der rheumatoiden Arthritis nachweisbar sind.
- ACPA (= Antikörper gegen citrullinierte Proteine) können positiv sein,
- HLA-B27 ist bei ca. 50 % der Fälle vorhanden.

Diagnostik MIT

Die Diagnostik entspricht jener der Schuppenflechte (S. 158).

Therapie

Die Therapie entspricht jener der der Schuppenflechte (S. 158).

Hinzukommen Therapeutika für die Arthritis wie z. B.

- 2LARTH
- 2LINFLAM
- Phytotherapeutika:
  - Boswellia
  - Teufelskralle
  - Curcumin

Spondylitis ankylosans, Morbus Bechterew

Spondylitis ankylosans oder Morbus Bechterew ist eine chronisch-entzündliche rheumatische Erkrankung mit Schmerzen und Versteifung von Gelenken. Sie gehört zur Gruppe der Erkrankungen der Wirbelsäulengelenke *(Spondyloarthritiden)* und betrifft vorwiegend die Lenden- und Brustwirbelsäule und die Kreuz-Darmbeingelenke. Es kann zu Entzündungen der Regenbogenhaut und selten auch anderer Organe kommen.

Symptome

Erste Symptome treten meist in der Jugend oder frühem Erwachsenenalter auf.

Charakteristisch sind tiefer Lendenschmerz und morgendliche Steifheit, die sich nach Bewegung verbessert und nach Ruhephasen wieder eintreten kann.

- Arthritis in Schulter, Hüfte und vor allem im Darmbeingelenk (Iliosakralgelenk)
- schmerzhafte und entzündete Sehnenansätze, wie z. B. Achillessehne, Plantarsehne und Oberschenkelknochen, Becken, Sitzbein
- Chronische Entzündungen im Zwischenwirbelbereich führen zu Verknöcherung und Versteifung.
- Zusätzliche Symptome können sein:
  - Uveitis (S. 236)
  - Entzündungen des Dick- und Krummdarms
  - Chronische entzündliche Darmerkrankungen (S. 108ff)
  - Aorteninsuffizienz
  - Funktionsstörungen des Herzens
  - gleichzeitiges Auftreten von Morbus Crohn (S. 110) oder Colitis Ulcerosa (S. 110).
- Der Verlauf der Krankheit ist schubartig und variiert von Patient zu Patient.

Ursachen

- M. Bechterew ist eine autoimmune entzündliche Erkrankung. Wie bei allen autoimmunen Erkrankungen kann immer eine Reaktivierung von EBV und anderen Herpesviren beteiligt sein.
- HLA-B27 scheint eine erhöhte Disposition darzustellen.
  - Einige Studien weisen darauf hinweisen, dass IgA-Antikörper, die gegen das Bakterium Klebsiella pneumoniae gerichtet sind, mit Komponenten des HLA-B27-Moleküls (genau: B*27-05 sowie davon abgeleitete Subtypen) kreuzreagieren, das heißt, dass Antikörper, die bei einer Abwehrreaktion gegen Klebsiella pneumoniae gebildet werden, sich nicht nur gegen dieses Bakterium, sondern aufgrund molekularer Mimikry auch gegen körpereigene Strukturen richten und damit eine Autoimmunreaktion, wie sie auch bei Spondylitis ankylosans auftritt, auslösen können.[48]

48 https://pubmed.ncbi.nlm.nih.gov/3512439/ [abgerufen: 14.4. 2022]

- Auch andere bakterielle Erreger interagieren mit HLA-B27:
  - *„Das HLA-B27-Molekül hat eine dreidimensionale Form, in der es, anders als andere HLA-Moleküle,von bestimmten Bakterien, insbesondere Erreger von Durchfall und Harnröhrenentzündungen (Yersinien, Salmonellen, Chlamydien u. a.) einschliessen und damit Zellen des Immunsystems den sog. T-Lymphozyten präsentieren kann.*[49]*"*
- Ebenso gibt es eine Prädisposition zu ankylosierender Spondylitis mit HLA-B7.[50]

Diagnostik

An erster Stelle steht die bildgebende Diagnostik.

- CRP eventuell erhöht
- Immunglobuline A erhöht
- Rheumafaktor negativ
- Differenzialdiagnostik
  - M. Reiter (S. 226)
  - Psoriasis-Arthritis (S. 213)

Diagnostik MIT

- Standardserologie
- Immunstatus (erhöhte T4- und T8z-Lymphozyten zu erwarten)
- HLA-Typisierung
- typische Erreger:
  - Campylobacter
  - Chlamydien
  - Klebsiellen
  - Yersinien
- Darmdiagnostik
  - pathologische Keime
  - Fusobakterien
  - LPS-Bildende Bakterien
- Nährstoffanalyse, Mängel

49 Patienteninfo des Klinikums Heidelberg www.klinikum.uni-heidelberg.de

50 Veys EM, Verbruggen G, Hermanns P et al. Peripheral blood T lymphocytes subpopulations in HLA-B7 related rheumatic diseases: ankylosing spondylitis and reactive synovitis. J Rheumatol 1983;10(1):140–3.

Therapie

- HLA-SMM C27 1 x pro Woche 2 Granula (lebenslänglich)
- im akuten Schub:
  - 2LARTH täglich 1 Kapsel
  - 2LINFLAM täglich bis zu 3 Kapseln
- Darmsanierung
- Therapie der Erreger unter Umständen mit Antibiotika (Salmonellen, Chlamydien, Yersinien, Klebsiellen) oder:
  - 2LCHLA oder CHLAMYDIAREG (Chlamydien)
  - Yersinien (Therapie, S. 266)
  - Sanukehl® KLEBS oder SALM
  - Erreger-Nosoden
- BIGmed: SPONDYLOREG/MIR
- orthomolekulare Präparate zur Verhinderung von Mängeln
- Patienten mit M. Bechterew sollten sich viel bewegen, empfohlen werden Schwimmen und Teamsportarten wie Volleyball.

Therapiedauer und Erfahrungen

Patienten mit M. Bechterew sind meist sehr selbständig und benötigen nur im akuten Schub therapeutische Hilfe. Wichtig ist auch hier, die Anfangsdiagnostik richtig und vollständig zu erstellen, um alle Erreger und Ursachen von Anfang gezielt therapieren zu können.

Sklerodermie

Die systemische Sklerose ist eine rheumatische Autoimmunerkrankung aus der Gruppe der Bindegewebserkrankungen (Kollagenosen). Leitsymptome sind die Verhärtung der Haut, besonders an den Händen und im Gesicht, und die anfallsartige Minderdurchblutung der Finger oder Zehen (Raynaud-Syndrom). Eine Beteiligung innerer Organe ist möglich (Verdauungstrakt, Lungen, Herz und Nieren).

Symptome

Die Krankheit kann schleichend beginnen mit Gelenk- und Muskelschmerzen. Diese können sehr milde sein, sodass die Krankheit erst nach vielen Jahren erkannt wird.

Symptome können sein:

- Raynaud-Syndrom
- Ödembildung an den Fingern

- starre Haut an den Fingerkuppen (Sklerodaktylie)
- Aufbrechen und Ulzerationen der Finger- und Zehenkuppen
- Im weiteren Verlauf bildet sich das charakteristische Symptom des „Maskengesichts", Mund kann nicht mehr weit geöffnet werden (Mikrostomie).
- Faltenbildung um den Mund
- Probleme beim Lidschluss
- Nervenschädigungen können die Peristaltik des Darms beeinflussen.
- Es kommt zu Sodbrennen mit Reflux.
- Verhärtung der Lungen führt zu verringertem Atemvolumen, es kommt zum cor pulmonale mit hohem Risiko von Lungenentzündung und Herzinfarkt.

Das sogenannte **CREST-Syndrom**[51] mit Kalkablagerungen in der Haut, Raynaud-Syndrom, Speiseröhrenbeteiligung, Sklerodaktylie und Teleangiektasien entspricht dem im allgemeinen beschriebenen Bild der Sklerodermie.

Es gibt jedoch auch diffuse schubförmige Verlaufsformen, welche meist nur die Hände betreffen. Bewegt sich die Symptomatik eher zum Körperstamm, kommt es meist zu Lungenbelastung und Bluthochdruck.

Die limitierte Verlaufsform (mit wenig Symptomatik) zeigt sich meist auf umschriebenen Hautarealen ohne Beteiligung der Hände.

Ursachen

Es wird vermutet, dass autoimmune Antikörper gegen den Rezeptor des Wachstumsfaktors Platelet-Derived Growth Factor (PDGF) ursächlich an der Krankheit beteiligt sind.

HLA

HLA	
HLA-DR5	diffuse Verlaufsform
HLA-DR1 und DR-4	limitierte Verlaufsform

Tab. 24

51 Das Akronym steht für die Hauptmerkmale Calcinose, Raynaud-Syndrom, gestörte Peristaltik im Ösophagus (Esophagus), Sklerodaktylie und Teleangiektasie.

Diagnostik

- Antinukleäre Antikörper (ANA)
- Anti-Zentromer-Antikörper (ACA)
- Scl-70-Antikörper lassen sich bei Patienten mit progressiver systemischer Sklerodermie nachweisen. In diesem Fall gilt der Antikörpernachweis als prognostischer Hinweis für einen schwereren Verlauf mit wahrscheinlicher Lungenbeteiligung.
- Im Röntgenbild der Hände sind mögliche Kalkablagerungen in der Haut oder an den Fingerendgliedern sichtbar.
- Die Beteiligung der Niere wird durch Messung des Kreatinins im Blut und der Eiweißausscheidung im Urin überwacht.

Diagnostik MIT

- Standardserologie
- Immunstatus
- Parvovirus B19
- HLA-Typisierung

Therapie

- Erreger und Immunsystem gemäß Diagnostik so lange wie diagnostisch auffällig
- HLA-SMM C 27 lebenslang 2 Granula pro Woche
- AUTIMREG Montag bis Freitag 1 Kapsel vor allem im Schub

Therapiedauer und Erfahrung

Fallbeispiel

Patientin, Jahrgang 1965, kam 2019 erstmals in die Praxis. Die gesicherte Diagnose lautet CREST-Syndrom. Die Diagnostik wurde korrekt durchgeführt, die oben erwähnten Autoantikörper (ANA, Scl-70 und ACA) wurden positiv getestet.

Sie hatte an allen Fingern nekrotisierende und aufgebrochene Fingerkuppen, oft musste sie deshalb mit Antibiotika behandelt werden. Für die Patientin war vor allem das Raynaud-Syndrom sehr belastend.

Mit dem Schweregrad ihrer Erkrankung begründete sie ihren Alkohol- und Nikotin-Abusus. Auch die Tatsache, dass sie ein einzigartiger Fall sei, vermittelte der Patientin, etwas Besonderes zu sein. Sie gab klar zu verstehen, dass eine „Heilung" ausgeschlossen sei.

Da eine Ursachenforschung in so einem Fall nicht einfach ist, wurden Immunstatus, und Standardserolgie MIT veranlasst sowie allfällige Nährstoffmängel bestimmt.

Immunstatus

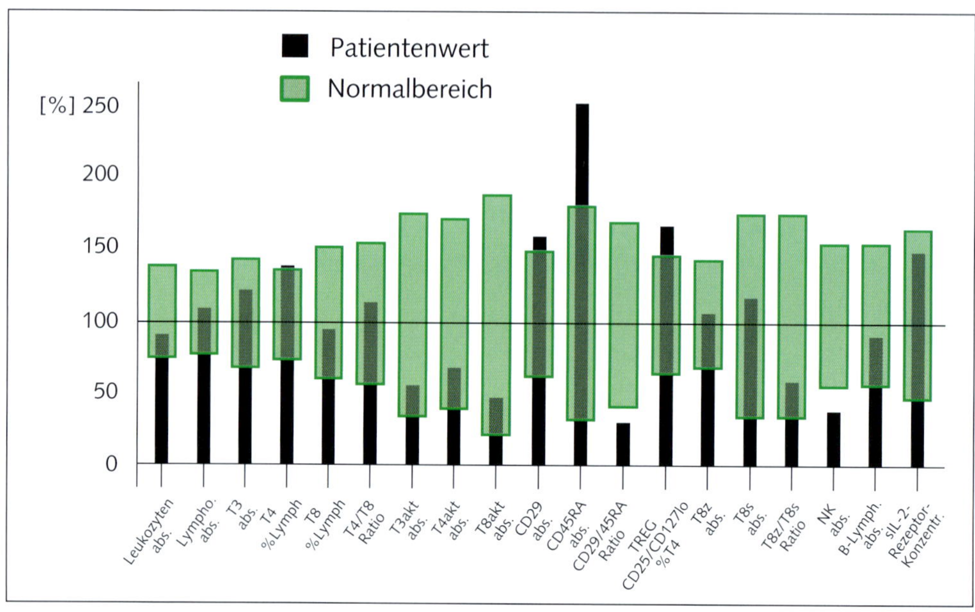

Abb. 17: Immunstatus vor Therapie

Eine Erhöhung der T4-Lymphozyten mit Kathedralen-Bildung deutet auf den bakteriellen Infekt der nekrotisierenden Finger hin. Der Marker CD29 spricht für einen langanhaltenden chronischen Prozess, wohingegen der Marker CD45RA eher für ein akutes Geschehen spricht. Die T-regulatorischen Lymphozyten sind erhöht, was Indiz für eine erhöhte Immuntoleranz ist, d.h. „Fremdes" wird schlechter erkannt, autoimmune Prozesse sind weniger heftig. Eine leichte Blockade im Verhältnis von T8z- und T8s-Lymphozyten zeigt, dass die intrazelluläre Abwehr ungenügend ist.

Serologie

Erreger	Ergebnis	Referenzwert
Parvovirus B19 IgG (CLIA)	**3,9**	<1,0
Parvovirus B19 IgM (CLIA)	0	<1,0
Epstein-Barr-Virus		
EBV-VCA-IgG (IFT)	1:640	<1:80
EBV-VCA-IgM (IFT)	negativ	<1:10
EBV-EA-IgG (IFT)	negativ	<1:10
EBV-EBNA-IgG (IFT)	**Nicht messbar**	<1:10

Erreger	Ergebnis	Referenzwert
Cytomegalie-Virus		
CMV IgG-Ak (IFT)	**1:20480**	<1:80
CMV IgM-Ak (IFT)	**1:320**	<1:80

Tab. 25

Parvovirus B19 scheint nicht von Bedeutung zu sein. EBV ist leicht reaktiviert, EBV-EBNA-IgG-AK sind wegen Interferenzen nicht messbar. Es liegt auf jeden Fall eine immunologische Störung vor. Bei Betrachtung der Werte des Cytomegalovirus wird dies deutlich. Es handelt sich um einen akuten Erstinfekt mit IgM positiv. Der gemessene Wert von CMV IgG-AK ist extrem hoch, hier besteht Behandlungsbedarf.
Dass CMV in dem Geschehen eine Rolle spielt, steht außer Frage.

Beim Nährstoffprofil haben sich folgende Mängel gezeigt:

- Kalium
- Zink
- Selen
- Folsäure
- Vitamin-D-Messwert: 30 nmol/l bei einem Richtwert von 100–150 nmol/l

Therapie

- zunächst 3 Monate lang 2LCMV mit 1 Kapsel täglich
- Vitamin D 10 000 I.E täglich zusammen mit K_2
- Zinkpicolinat 30 mg täglich
- Selen 200 mcg täglich
- Folat 500 mg einmal pro Woche

Bereits nach 3 Monaten zeigten sich deutliche Verbesserungen die Symptomatik. Die Finger waren zugeheilt. Mangels Compliance hörte die Patientin leider nach weiteren 3 Monaten mit der Therapie auf.

Systemischer Lupus erythematodes (SLE)

Der Systemischer Lupus erythematodes (SLE) gehört zu den Kollagenosen und ist eine autoimmune rheumatische Erkrankung.

Oft wird die Diagnose deshalb gestellt, weil Patienten über Sensibilität gegenüber Sonneneinstrahlung und einem schmetterlingsförmigen Ausschlag im Gesicht klagen.

Symptome

- Gelenkschmerzen
- Allgemeinbeschwerden wie Müdigkeit, Leistungsschwäche, sowie subfebrile Temperaturen
- Hautveränderungen:
  - Schmetterlingserythem
  - makulopapulöses Exanthem, ein masernähnlicher Hautausschlag, der den gesamten Körper befallen kann
  - Photosensibilität
- Schleimhautveränderungen:
  - Schleimhautulzerationen des Mundes und/oder der Nase oder Entzündungen der Lippen
- Alopezie (Haarausfall) (S. 146)
- Nierenbeteiligung in Form einer Lupusnephritis
- Gelenkentzündung
- Beschwerden des Zentralnervensystems:
  - Migräne
  - Schwindel
  - periphere Nervenbeteiligung
- Magen-Darm-Beschwerden mit eventueller Peritonitis (Bauchfellentzündung)
- Rippenfellentzündung oder Pleuritis (Entzündung des Lungenfells)
- Vaskulitis (S. 227), Entzündung der kleinen Blutgefäße, kann sich durch Einblutungen in der Haut oder Schleimhaut (rote Punkte oder Flecken) zeigen
  - Die Entzündung der Blutgefäße am Augenhintergrund kann zu Schleiersehen und Gesichtsfeldausfällen führen.
- Anämie, Leukopenie, Thrombopenie
- Herzmuskelentzündung
- Herzbeutelentzündung

Zusätzliche mögliche Erkrankungen:

- Raynaud-Syndrom
- Sjögren-Syndrom (S. 206)
- Antiphospholipid-Syndrom. Das Antiphospholipid-Antikörper-Syndrom ist eine Autoimmunerkrankung, bei der Patienten Autoantikörper gegen phospholipidgebundene Proteine haben. Venöse oder arterielle Thromben können auftreten.
- Hashimoto-Thyreoiditis (S. 131)

Ursachen

Auslöser des Lupus erythematodes können sein:

- Stress
- Infektionen
  - Infrage kommen die in der MIT bekannten Erreger,
  - vor allem Parvovirus B19[52]:

    „Parvovirus-B19-Infektion wurde mit einer Vielzahl von rheumatischen Manifestationen/Erkrankungen in Verbindung gebracht, hauptsächlich rheumatoider Arthritis, Vaskulitis und systemischem Lupus erythematodes (SLE). Eine B19-Infektion kann sowohl klinische als auch Labormerkmale von SLE simulieren und sich entweder als potenzielle Erstdiagnose von SLE oder als Exazerbation einer zuvor festgestellten Krankheit darstellen. Die Ähnlichkeiten sowohl in den klinischen als auch in den serologischen Merkmalen der Parvovirus-Infektion und des SLE bei der Präsentation können die Differenzialdiagnose zwischen diesen beiden Zuständen erschweren. Daher erfüllt eine Parvovirus-B19-Infektion, die SLE nachahmt, normalerweise <4 ACR-Kriterien für SLE, beinhaltet selten eine kardiale oder renale Beteiligung oder zeigt sich mit hämolytischer Anämie und ist normalerweise mit kurzlebigen, niedrigen Titern von Autoantikörpern verbunden. In seltenen Fällen wurde über Fälle von multisystemischer Beteiligung berichtet, die ausschließlich auf eine kürzlich erfolgte Parvovirus-B19-Infektion zurückzuführen sind, was eine frühzeitige genaue Diagnose von besonderer Bedeutung macht und das Screening auf Hinweise auf eine Parvovirus-B19-Beteiligung bei neu diagnostizierten Fällen von SLE rechtfertigt, insbesondere bei solchen mit plötzlichem Auftreten von Symptomen zusammen mit Fällen von SLE-Flares. Dieser Übersichtsartikel beschreibt grundlegende Merkmale der Struktur und Pathogenität des Parvovirus B19 und geht auf die parvoassoziierten Autoimmunmanifestationen ein, insbesondere in Bezug auf SLE-imitierende oder SLE-auslösende berichtete Fälle. Die vorgeschlagenen Mechanismen für viral induzierte pathologische Autoimmunität werden mit Schwerpunkt auf neuen Daten bezüglich der aberranten Expression und Lokalisierung von Autoantigenen und ihrer möglichen Implikation in alternativ aktivierten immunologischen Kaskaden diskutiert.“ [53]

52 https://www.aerzteblatt.de/archiv/27694/Parvovirus-B19-Ein-Infektionserreger-mit-vielen-Erkrankungsbildern [Abgerufen: 30.04.2022]

53 Aslanidis S, Pyrpasopoulou A, Kontotasios K et al. Parvovirus B19 infection and systemic lupus erythematosus: Activation of an aberrant pathway? Eur J Intern Med. 2008;19(5): 314–8. doi: 10.1016/j.ejim.2007.09.013.

  - bestimmte Bakterienarten wie *Enterococcus gallinarum*, ein Pathogen aus der Geflügelmast, sowie *Lactobacillus reuteri*, das als Nutztier-Probiotikum in der Massentierhaltung eingesetzt wird und auch als Probiotikum gegen Mundkrankheiten, Durchfall und Magenschleimhautentzündung in der Humanmedizin verwendet wird
- Hormone und Hormonveränderungen
- Lichtexposition oder Medikamente (siehe oben)
  - Lichtexposition ist ein häufiger Auslöser der Krankheit Lupus erythematodes selbst sowie von Krankheitsschüben bei schubförmigem Verlauf.
- Rauchen ist ein möglicher Auslöser für einen Schub des Lupus erythematodes. Aktives und passives Rauchen verstärkt die Erkrankung.
- Östrogenpräparate erhöhen das Risiko der Erkrankung und Verschlechterung eines systemischen Lupus erythematodes (SLE) oder eines chronisch diskoiden Lupus erythematodes (CDLE). Kombinationspräparate mit Gestagenen scheinen einen eher schützenden Effekt zu haben.
- HLA-B8 scheint die Wahrscheinlichkeit, an Lupus zu erkranken, wesentlich zu erhöhen[54].

Arzneimittelinduzierter systemischer Lupus erythematodes
Der durch Arzneimittel verursachte systemische Lupus erythematodes wird auch als Pseudo-Lupus-erythematodes-Syndrom bezeichnet.

Folgende Arzneimittel und Chemikalien kommen als Ursache infrage:
- Hydrazine, z. B. in Zytostatika
- Hydantoine, z. B. Antiepileptika
- Procainamid ein Antiarrhythmikum der Gruppe der Natriumkanalblocker
- Sulfasalazin ist ein entzündungshemmender Arzneistoff, der insbesondere zur Behandlung von chronisch entzündlichen Darmerkrankungen eingesetzt wird. Beispiele dafür sind Morbus Crohn oder Colitis ulcerosa, aber auch chronische Polyarthritis.

Antinukleäre Antikörper (ANA) und Histon-Antikörper sind zwar messbar, die Krankheit klingt meist nach Absetzen der Medikamente rasch ab.

54 Dostál C, Iványi D, Macurová H, H et al. HLA antigens in systemic lupus erythematosus. Ann Rheum Dis. 1977; 36(1): 83–85. doi:10.1136/ard.36.1.83

Diagnostik

- antinukleäre Antikörper (ANA)
- Antikörper gegen Doppelstrang-DNA (dsDNA-AK) oder
- Smith-Antigen-Antikörper (Sm-AK)

Diagnostik MIT

- Standardserologie
- Parvovirus B19
- Immunstatus
- HLA-Typisierung

Zusätzlich:

- Mikrobiom, pathogene Darmbakterien
- Nährstoffanalyse, Vitamine, Mineralien

Therapie

- MIT entsprechend der Diagnostik
- Parvovirus B19 als Nosode C30, falls positiv getestet tgl. 2 Granula
- LUPOREG/MIR im aktiven Schub täglich von Montag bis Freitag 1 Kapsel
- HLA-SMM C27 2 x wöchentlich 2 Granula lebenslang

Probiotika, um die Darmschleimhaut gegen das Eindringen von schubauslösenden Antigenen zu schützen. Jedoch sollte man bei der Auswahl bedenken, dass probiotische Bakterienpräparate von Lactobacillus reuteri zu den Auslösern des Lupus zählen.

Ganz wichtig auch hier Bestimmung des Vitamin-D-Spiegels und eine Aufrechterhaltung der Substitution. Wegen der erhöhten Photosensibilität wird Lupus-Patienten geraten, die Sonne zu meiden und hohe Lichtschutzfaktoren in den Sonnencremen zu verwenden.

Prävention

- Sonnenschutz
- Vitamin-D-Prophylaxe 5000 I.E. täglich zusammen mit Vitamin K_2
- Stressmanagement
- Vermeidung von Tabakrauch bzw. Nikotin (auch passiv)

Symptome

Erste Allgemein-Symptome:

- Müdigkeit
- Gewichtsverlust
- Fieber
- nächtliche Schweißausbrüche

Differenzierte Symptome:

- Beschwerden am Bewegungsapparat (Muskel- und Gelenkschmerzen, selten Gelenkschwellungen)
- Augenrötungen, besonders wenn sie stark schmerzhaft ist
- Sehstörungen
- Kopfschmerzen
- Hals-Nasen-Ohren-Probleme (blutiger Schnupfen oder Hörsturz)
- Taubheitsgefühle (etwa an den Füßen) und Lähmungen
- Beschwerden im Magen-Darm-Trakt (blutiger Durchfall, Bauchschmerzen)
- Hautveränderungen (rote Flecken, Knötchen, Geschwüre)
- Bluthusten
- blutiger Urin

Viele der Symptome können jedoch eine ganz andere Ursache haben, treten aber mehrere Symptome gleichzeitig auf, sollte man an eine Vaskulitis denken und entsprechende Abklärungen treffen.

Ursachen

Die Gefäßentzündungen entstehen durch autoimmune Reaktionen.

Es kommt zu einer Aktivierung dendritischer Zellen und T-Lymphozyten vor allem der T4-Lymphozyten, die eine chronische Entzündungsreaktion gegen vaskuläre Gewebekomponenten in Gang setzen. Die gesteigerte Zytokin Produktion mit vor allem IL-6, führt zur Gewebeschädigung. Es kommt zu Störungen der Durchblutung und Austritt von Blut aus den Blutgefäßen, dadurch können an unterschiedlichen Organen Schädigungen auftreten.

HLA

Es gibt nachweislich Verbindungen zur HLA[55], teils krankheitsbegünstigend, teils protektiv.

55 https://pubmed.ncbi.nlm.nih.gov/9493788/ [Abgerufen: 20.05.2022]

HLA-DR	HLA-DQ	
DR1	DQw7	erhöhtes Risiko
DR3		protektiv
DR13		protektiv

Tab. 26

Auslösende Faktoren

- Viren unter anderen:
  - Hepatitis-B-Virus
  - Hepatitis-C-Virus
  - Influenzaviren
  - Parvovirus
  - Varizella Zoster
- Bakterien:
  - Sämtliche gramnegativen Bakterien (S. 18) kommen infrage, weil sie Endotoxine bilden, die zu Entzündungen der Blutgefäße führen können,
    - unter anderem Borrelien und Klebsiellen.
  - In der Praxis beobachtet die Autorin vor allem Chlamydien und Yersinien als häufig auftauchende Erreger bei Vaskulitis.
- Toxine wie Schwer- und Leichtmetalle

Diagnostik

- Blutsenkungsgeschwindigkeit (BSG)
- CRP und hsCRP
- Typisch für manche Vaskulitiden sind ANCA (= antineutrophile cytoplasmatische Antikörper). Allerdings: Wenn Autoantikörper fehlen, schließt das eine Vaskulitis nicht aus.
- Kreatinin

Diagnostik MIT

- Standardserologie
- Immunstatus
- Serum-Protein-Profil
- Homocystein
- HLA-Typisierung
- Chlamydien (pneu. und trach.)
- Yersinien
- Silent Inflammation
- Darmmikrobiom
- toxische Belastung (Schwer- und Leichtmetalle)
- Nährstoffprofil an Mineralien, Vitaminen, Spurenelementen

- Ähnliche Wirkungen sind bekannt vom Tuberkulose-Bakterium, dem Schimmelpilz Aspergillus fumigatus, Borrelien, Chlamydien, Hepatitis-C-Virus und Cytomegalie-Virus.
- Gentische Faktoren:
  - *„Das Kollagen 1A1-(COL1A1)-Gen kodiert für Typ-1-Kollagen, den Hauptproteinbestandteil des Knochens. Eine Variante im Intron 1 des COL1A1-Gens ist mit geringerer Knochendichte und häufigerem Auftreten osteoporotischer Frakturen assoziiert. Etwa 3 % der Europäer sind Träger dieser genetischen Konstellation. Das COL1A1-Gen liefert damit nach heutigem Wissensstand den sichersten genetischen Anhaltspunkt für eine ererbte Osteoporose-Prädisposition.*
  - *Nachweis der Variante G2046T (Sp1 Polymorphismus; rs1800012)*
  - *Vitamin-D-Rezeptor*
    Der Vitamin-D-Rezeptor spielt eine wichtige Rolle bei der Calcium-Absorption aus dem Darm. Eine Reihe wissenschaftlicher Studien zeigten einen signifikanten Zusammenhang des B/b-Polymorphismus im Vitamin-D-Rezeptor (VDR)-Gen und einem erhöhten Osteoporose-Risiko.
  - *Nachweis des B/b- bzw. Bsm1-Polymorphismus (rs1544410)*
  - *Primäre Laktoseintoleranz"*[57]

Diagnostik

- Standardserologie, hier dominiert oft ein systemischer Herpes simplex (I und II)
  - Häufig sind auch:
    - Chlamydien
    - Borrelien
    - Hepatitis C
- Immunstatus
- Spurenelemente und Mineralien, insbesondere auch das Verhältnis von Calcium, Magnesium und Phosphat,
- Vitamin-D- und Vitamin-D-Rezeptor-Diagnostik
  - Das Verhältnis der Vitamin-D-Komponenten 1,25-OH-D3 zu 25-OH-D3 muss bestimmt werden. Ist das Verhältnis größer als 1,3, so spricht man von der VDR-Blockade. Bei Gabe von Vitamin D_3 wird dieses in die aktive Form 1,25-OH-D3 umgewandelt. Wenn der Rezeptor der Zellen blockiert ist, kann das 1,25-OH-D3 hier nicht ansetzen. Damit wird immer mehr von dieser Vitamin-D-Form gebildet, die im Verdacht steht, Entzündungen im Körper eher anzuheizen.

57 IMD Labor Berlin https://www.imd-berlin.de/fachinformationen/diagnostikinformationen/osteoporose-genetische-praedispositions-diagnostik [Abgerufen: 01.05.2022]

- Hormone:
  - Schilddrüsenfunktion
  - Nebenschilddrüsen (Parathormon)
  - Cortisol, Ausschluss von Hyperkortisolismus
  - Verhältnis Östrogen zu Progesteron
- Entzündungsparameter:
  - CRP
  - hsCRP und Silent Inflammation
  - AP (+ Gamma-GT) erhöhter Knochenumsatz
  - Metastasen (Gamma-GT zum Ausschluss einer hepatischen AP-Erhöhung),
  - Knochen-AP (BAP)
  - Pyridinolin (PYD)/-Desoxypyridinolin (DPD) „Crosslinks" bei Erkrankungen mit erhöhter Knochenresorption, Pyridinolin kommt auch im Knorpel vor: Eine Erhöhung kann auch bei Arthritiden vorkommen.
- Kreatinin, renale Osteopathie (Kreatinin >2-3 mg/dl)
- Magen-Darm-Diagnostik (chronische Entzündung):
  - Leaky Gut
  - Histaminintoleranz
- eventuell genetische Faktoren (siehe oben)

Therapie

- Substitution aller Mängel gemäß Befunden
- Darmtherapien entsprechend der Diagnostik
- Therapie der chronischen Entzündungen

Therapie MIT

- 2LINFLAM (bei Bedarf)
- 2LARTH (bei Arthrose und Arthritis)
- erregerspezifisch, EBV, CMV, Herpes je nach Befund
- 2LOSTEO-N für ca. 6 Monate täglich 1 Kapsel
- Knochenwachstumsfaktoren BMP2 und BMP2 (nicht am selben Tag)

CAVE!

Bei Krebsgeschehen können die Knochenwachstumsfaktoren bestehende Knochenmetastasen fördern!

- BIGmed
  - OSTEOIMPREG/MIR
  - CHONDROREG/MIR
  - BONEREG
  - ARTHROREG/MIR
- Die Ohrakupunktur kennt die Möglichkeit, den Vitamin-D-Rezeptor zu deblockieren.
- Vitamin K_2 normalisiert das Verhältnis der D-Metaboliten.

Therapiedauer und Erfahrungen
Die Autorin hat in ihrer Praxis sehr gute Erfahrungen mit der Behandlung der Osteoporose gemacht. Wichtig dabei ist, eine sehr ausführliche Diagnostik, um die richtige Therapie zu bestimmen.

Wenn alle Mängel substituiert, die Erreger (z. B. EBV, CMV, HERP) mittherapiert werden und 2LOSTEO-N von Anfang an dazu gegeben wird, kann eine Knochendichtemessung nach bereits 6 Monaten Therapie wesentliche Verbesserungen aufzeigen.

Es ist wichtig, eine ausgewogene Zusammensetzung der Mineralien zu finden, zu Calcium, Magnesium und Phosphat gehört auch immer die Kieselerde oder Silicium. Zu Vitamin D muss immer Vitamin K_2 gegeben werden.

Bewegung und Ernährung sind wichtige Eckpfeiler in der Behandlung der Osteoporose.

Arthrose

Die Arthrose kann verschiedene Ursachen haben:
1. Folge einer wiederholten oder chronischen Gelenksentzündung (Arthritis S. 198)
2. mechanische Ursache, Fehl- und Überbelastung
3. Mangelversorgung von Knochen und Knorpeln.

Die **Diagnostik** entspricht in etwa jener der Osteoporose.

Therapie
- 2LARTH täglich 1 Kapsel
- alternativ ARTHROREG/MIR 1 Kapsel von Montag bis Freitag

Für den Knorpelaufbau haben sich verschiedene Produkte bewährt:

- Hyaluronsäure
- Glucosamin
- Chondritin
- MSM

Ergänzende Therapie bei Arthrose:

- Muskelaufbau
- Physiotherapie
- bei Fehlstellung und -belastung:
  - Chiropraktik
  - Osteopathie
- Sport
- Yoga

Erkrankungen der Augen

Augenentzündungen sind oft eine Begleiterscheinung von anderen Erkrankungen:
- Allergien (S. 84ff)
  - Pollenallergien wie z. Bsp. Heuschnupfen
  - Tierhaarallergien
- Rheumatische Erkrankungen (S. 198ff)
- Glaukom (Grüner Star)
- Röteln
- Herpes Typ I und II
- Varizella Zoster
- Borrelien
- Chlamydia trachomatis
- Toxoplasmose

Uveitis

Die Uveitis ist die Entzündung der mittleren Augenhaut – auch Gefässhaut genannt – (Uvea). Diese besteht aus verschiedenen Abschnitten, die einzeln oder in Kombination betroffen sein können.

Die Uvea setzt sich aus drei Teilen zusammen:
- Regenbogenhaut (Iris)
- Ziliar- oder Strahlenkörper (Corpus ciliare)
- Aderhaut (Choroidea)

Somit gibt es verschiedene Manifestationen der Uveitis:
- Vordere Uveitis (Uveitis anterior) ist die häufigste Form, bei der die Iris (Regenbogenhaut) entzündet ist, weshalb man die Erkrankung auch Iritis nennt.
- Ist der Ziliarkörper betroffen, spricht man von einer Zyklitis. Iris und Ziliarkörper liegen eng aneinander, es können beide Strukturen betroffen sein, was man Iridozyklitis nennt.
- mittlere Uveitis (Uveitis intermedia, intermediäre Uveitis): Die Entzündungen betreffen den mittleren Bereich der Uvea. Die Entzündungszellen befinden sich vor allem im Glaskörper, man spricht von einer Vitritis.

- hintere Uveitis (Uveitis posterior oder postereore Uveitis): Die Bereiche des hinteren Glaskörpers sind entzündet. Bei der Chorioditis betrifft die Entzündung vorwiegend die Aderhaut, bei der Chorioretinitis sind Aderhaut und Teile der Netzhaut entzündet.
- Panuveitis: Entzündung des vorderen, mittleren und hinteren Augenabschnittes zusammen.

Ursachen

Sie kann durch Krankheitserreger (Bakterien, Viren oder Pilze) verursacht werden oder im Zusammenhang mit einer anderen Erkrankung auftreten.

Häufigste Erreger sind:

- Toxoplasmose
- Syphilis
- Tuberkulose
- Herpes I und II
- Varizella Zoster
- Chlamydien
- Borrelien
- HIV/Aids

Oft tritt eine Uveitis im Zusammenhang mit entzündlichen Gelenkserkrankungen wie die juvenile (S. 203) oder entzündliche Systemerkrankungen wie die Sarkoidose (S. 100) oder M. Bechterew (S. 214) auf.

Symptome

- gerötete Augen
- erhöhte Lichtempfindlichkeit
- fliegende Mücken (Mouches volantes) – man sieht „schwarze Punkte"
- vermindertes Sehvermögen:
  - verschwommenes und unscharfes Sehen
  - manche sehen „wie durch einen Schleier"
  - enschränkungen des Gesichtsfeldes

CAVE!

Eine Uveitis gehört immer in eine ärztliche Behandlung, es können unbehandelt schwere Folgen auftreten:

- Grüner Star (Glaukom) – der Augeninnendruck ist stark erhöht
- Grauer Star (Katarakt) – die Augenlinse trübt sich zunehmend ein
- Glaskörpertrübung
- Schäden am Sehnerv
- Netzhautablösung
- Flüssigkeitseinlagerungen in der Netzhaut (Maculaödem)
- Verlust der Sehfähigkeit und Erblindung

Diagnostik MIT

- Standardserolgie
- zusätzliche Erreger:
  - Toxoplasmose
  - Pseudomonas
  - Adenoviren
  - Röteln
  - Syphilis
  - Tuberkulose
  - Chlamydien
  - Borrelien
  - HIV/Aids
- Abklärungen bezüglich Erkrankungen, die im Kontext zu einer Uveitis stehen können.

Therapie

Eine alternative Therapie ist meist begleitend neben der ärztlichen Abklärung und Therapie. Es müssen die Erreger nachgewiesen und therapiert werden, eventuell kann antientzündlich mit z. B. 2LINFLAM behandelt werden.

Es gibt verschiedene gute Augentropfen, die zum Einsatz kommen können; die Autorin hat mit Mucokehl® Augentropfen gute Erfahrungen gemacht.

Bindehautentzündung (Konjunktivitis)

Die Konjunktivitis ist eine Entzündung der Bindehaut und die häufigste Erkrankung des Auges. Die Bindehaut ist eine zarte, durchsichtige Schicht, die sich über den weißen Teil des Auges (Sklera) bis an den inneren Rand der Augenlider zieht. Sie stellt die vorderste Grenze und die Gleitschicht des Auges dar. Weitere Aufgaben der Bindehaut sind es für die Beweglichkeit, den Schutz des Auges und die Abwehr von Erregern zu sorgen. Da die Bindehaut an vorderster Stelle des Auges liegt, ist sie etlichen Bakterien, Viren und Schadstoffen ausgesetzt.

Die Bindehautentzündung ist nicht so gefährlich wie die Uveitis, dennoch ist es ratsam, einen Augenarzt zur Abklärung hinzuzuziehen.

Symptome
- Rötung
- Sekretion
- vermehrter Tränenfluss
- Fremdkörpergefühl
- Es kann nach Symptomen differenziert werden:
  - virale Konjunktivitis – wässriges Sekret
  - bakterielle Konjunktivitis – eitriges Sekret
  - allergische Konjunktivitis (durch Pollen, Kosmetika) – weißes, zähes Sekret

Ursachen
- Erreger:
  - Bakterien
    - Pseudomonas
    - Syphilis
    - Tuberkulose
    - Chlamydien
    - Borrelien
  - Viren
    - Adenovirus
    - Coxsackie-Viren
  - Pilze
- mechanische Reize (Fremdkörper, Chemikalien, UV-Strahlen, Zugluft, Wind)
- andere körperliche Erkrankungen (z. B. Infektionskrankheiten, Stevens-Johnson-Syndrom). Die häufigste Ursache im Zusammenhang mit M. Reiter (S. 226) zu suchen.

Therapie
Eine alternative Therapie ist meist begleitend neben der ärztlichen Abklärung und Therapie. Es müssen die Erreger nachgewiesen und therapiert werden, eventuell kann antientzündlich mit z. B. 2LINFLAM behandelt werden. Meist ist eine rheumatische Grunderkrankung vorhanden, weshalb man diese mittherapieren sollte.

Es gibt verschiedene gute Augentropfen, welche zum Einsatz kommen können, die Autorin hat mit Mucokehl® Augentropfen gute Erfahrungen gemacht.

Makuladegeneration

Die **trockene Makuladegeneration** ist die häufigere Form der Makuladegeneration. Stoffwechselprodukte werden nicht mehr vollständig abgebaut und unter der Netzhaut abgelagert. Die Ablagerungen verhindern die Versorgung der der Sehzellen blockiert, was die Sehfähigkeit beeinträchtigt.

Auch eine Makulaatrophie ist eine Form der trockenen Makuladegeneration.

Die Zellen der Netzhaut und der Sehzellen sterben ab und es kommt zu einer Verdünnung des Gewebes. Nimmt die Atrophie zu, wird das Gesichtsfeld sehr stark beeinträchtigt.

In seltenen Fällen geht die trockene in die aggressivere **feuchte Makuladegeneration** über. Bei der feuchten AMD werden vermehrt Wachstumsfaktoren freigesetzt (vascular endothelial growth factor = VEGF) die zur Bildung von krankhaften und wenig stabilen Blutgefässen führen. Diese Gefässe befinden sich unter der Netzhaut liegenden Aderhaut. Aus ihnen kann Flüssigkeit austreten (deshalb feuchte Makuladegeneration), was zum Anschwellen der Netzhautmitte führt, was wiederum zu Einblutungen führen kann.

Symptome
Zunächst ist die Makuladegeneration nicht wahrnehmbar. Es ist deshalb ratsam, beim Optiker oder Augenarzt, die Makuladichte regelmässig kontrollieren zu lassen.

Erste im späteren Stadium treten Symptome auf wie:
- Schwierigkeiten beim Lesen
- Einengung des Gesichtsfeldes
- verzerrtes Sehen
- Gerade Linien erscheinen verbogen.

Therapie

Sowohl für die trockene wie auch für die feuchte Makuladegeneration hat die Mikroimmuntherapie ein fantastisches Mittel zur Verfügung gestellt.

2LDMLA ist ein äußerst wirksames zur Behandlung der Makuladegeneration. Täglich 1 Kapsel verhindert die Ausbreitung der Degeneration. Sehr oft kommt es sogar zur Heilung.

Zusätzlich kann man folgende Mittel einsetzen:

- VEGF C27
- Lutein mindestens 10 mg pro Tag
- Zeaxanthin mindestens 6 mg pro Tag
- Beta-Carotin
- Augentrost

Gebärmutterhals-Dysplasie

PAP-Test

Der PAP-Test oder Papanicolaou-Test ist die mikroskopische Untersuchung von Zellen in einem Zellabstrich vom Gebärmutterhals zur früh- bzw. rechtzeitigen Entdeckung von Krebs und dessen Vorstufen.

Die Bezeichnung PAP-Test kommt vom griechischen Arzt Papanicolaou, nicht von Papilloma-Viren. Es wäre deshalb falsch, jede Gebärmutterhals Dysplasie mit Papillomaviren in Verbindung zu bringen.

Die Resultate des PAP-Test werden in verschiedene Stadien unterteilt:

Pap 0	Zellabstrich unzureichend
Pap I	Normalbefund, unauffällig
Pap II	Befunde mit eingeschränkt protektivem Wert
Pap III	unklare bzw. zweifelhafte Befunde
Pap IIID	Dysplasie-Befunde mit größerer Regressionsneigung
Pap IV	unmittelbare Vorstadien des Zervixkarzinoms
Pap V	Malignome

Tab. 27

Papillomaviren können für die Entstehung einer Dysplasie verantwortlich sein, aber auch alle unter urogenitalen Infekten genannten Erreger können ursächlich sein. Sehr häufig findet man Herpes I und II, Candidosen oder Gardnerella als Ursache.

Symptome

Eine Gebärmutterhals-Dysplasie verläuft meist symptomlos und wird deshalb nur bei der Vorsorgeuntersuchung zufällig gefunden.

Diagnostik

Um die Ursachen einer Dysplasie zu finden, bedarf es eines Abstrichs und einer Erreger-PCR. Wichtig ist es, nach weiteren Erregern zu fragen und nicht nur die Papillomaviren und mögliche andere Erreger, wie z. B. die weiter oben (siehe urogenitale Infekte) genannten zu bestimmen.

Papillomaviren
Die genitalen HPV-Typen werden in zwei Gruppen eingeteilt:
Niedrigrisiko = Low-risk und Hochrisiko = High-risk.

Low-risk-Viren:
- HPV 6 und 11 = Hauptverursacher von Warzen im Genitalbereich.
- Weitere Low-risk-Typen sind 40, 42, 43, 44, 54, 61, 70, 72, 81 und CP6108.

High-risk-Viren:
- HPV 16 und 18 sind die Hauptverursacher von Zellveränderungen und Krebserkrankungen im Genitale.
- Weitere High-risk-Typen sind 25, 31, 33, 35, 39, 45, 51, 52, 53, 56, 58, 59, 66, 68, 73 sowie 82.
- Die WHO (Weltgesundheitsorganisation) hat 2005 die HPV-Typen 16, 18, 31, 33, 35, 39, 45, 51, 52, 56, 58, 59 und 66 offiziell als krebserregend eingestuft.

HLA
Es wird vermutet, dass auch die HLA im Zusammenhang mit einer Papillomainfektion eine Rolle spielt bei der Entstehung von zervikalen Karzinomen.

*„Es ist jetzt bekannt, dass das Zervixkarzinom mit humanen Papillomaviren (HPV) assoziiert ist, aber der Beweis für eine Verbindung mit spezifischen HLA-Loci ist umstritten… Bestimmte HLA-Klasse-II-Haplotypen (wie DRB1*1501-DQB1*0602) waren signifikant assoziiert, während DR13-Haplotypen negativ mit Zervixkarzinom assoziiert waren. Diese Assoziationen sind HPV16-typspezifisch. Diese Ergebnisse legen nahe, dass spezifische HLA-Klasse-II-Haplotypen die Immunantwort auf spezifische HPV-codierte Epitope beeinflussen und das Risiko einer zervikalen Neoplasie beeinflussen können"*[58].

Diagnostik MIT
Aus Erfahrung wissen wir, dass sich hinter einem chronischen Infekt mit Papillomaviren oder auch Herpesviren oft ein reaktivierter EBV verbirgt.

Deshalb ist es wichtig, immer die Standardserologie zu veranlassen.

58 Apple RJ, Erlich HA, Klitz W et al. HLA DR-DQ associations with cervical carcinoma show papillomavirus-type specificity. Nat Genet 1994; 6(2):157–62. doi: 10.1038/ng0294-157.

So tauchen dann eventuell auch Chlamydien, Herpesviren und eben der Epstein-Barr-Virus als therapiepflichtige Ursachen auf.

Weitere Diagnostik
Um ganzheitlich therapieren zu können, empfiehlt die Autorin sowohl einen vaginalen Floraststaus als auch das Mikrobiom inklusive pathogenen Keimen zu untersuchen.

Es ist sinnvoll, ein Aromatogramm zu erstellen.

Therapie
2LPAPI täglich 1 Kapsel, bis keine Viren mehr nachweisbar sind

Je nach Erreger je 1 Kapsel täglich, bis die Dysplasie nicht mehr nachweisbar ist:
- 2LEBV
- 2LHERP
- 2LCHLA oder CHLAMYDIAREG

Bei beginnendem oder bestehendem Karzinom:
- 2LC1 und/oder 2LC1-N

Die Autorin lässt die beiden Produkte im täglichen Wechsel nehmen. Je 1 Kapsel, bis es keinen Nachweis mehr für ein Karzinom gibt.
- vaginale Ovula je nach Aromatogramm
- Therapie der vaginalen Flora, Mikrobiomsteuerung

Therapiedauer und Erfahrungen
Die Erfahrungen der Mikroimmuntherapie bei Cervixdysplasie sind äußerst gut. Vor allem bei Beteiligung von Papillomaviren können sehr oft nach einer Therapiedauer von ca. 6 Monaten, manchmal auch länger, keine Viren mehr nachgewiesen werden. Um diese guten Resultate zu erreichen, ist es sehr oft notwendig, den EBV mitzutherapieren.

Zur Prävention neuer Infekte eignen sich Ovula, welche die Florastabilität und -diversität wiederherstellen.

Endometriose

Es gibt Studien, die aufzeigen, dass die Endometriose nicht nur eine hormonelle Dysbalance, sondern auch ein immunologisches Ungleichgewicht aufweisen kann.

Häufig wurden Infektionen mit folgenden Erregern beobachtet:
- Streptococcus
- Staphylococcus
- Gardnerella vaginalis
- Candida albicans

Oft bestehen bereits autoimmune Erkrankungen wie:
- Allergien
- M. Hashimoto
- Symptomenkomplex wie z. B. Fibromyalgie
- chronisches Müdigkeitssyndrom

HLA
Es scheint eine Prävalenz zu geben bei den HLA, HLA-DQB1 und HLA-DPB1, beides HLA-Klasse II, was übereinstimmt mit der Möglichkeit bakteriellen oder allergischen Ursprungs.

Diagnostik
Die Diagnostik der Endometriose liegt ganz und gar beim Facharzt für Gynäkologie. Ist die Diagnose gestellt, hat die Mikroimmuntherapie die Möglichkeit der zusätzlichen Diagnostik.

Diagnostik und Therapie MIT
Die Diagnostik und Therapie folgt denselben Grundsätzen wie bei der Gebärmutterhals-Dysplasie S. 244.

Zusätzlich sollte die HLA bestimmt werden, um mit HLA-SMM C27 zu therapieren.

BIGmed: ENDOMETROREG

Erkrankungen des Immunsystems

HIV und AIDS

HIV ist die Abkürzung für das zu den Retroviren gehörende Human Immunodeficiency Virus, was auf Deutsch „Menschliches Immunschwächevirus" bedeutet. Übertragen wird das HI-Virus vor allem durch ungeschützten Geschlechtsverkehr sowie durch unsaubere Spritzen und Nadeln. Ebenso können Bluttransfusionen HI-Viren enthalten.

HIV infiziert die T4-Lymphozyten und reduziert deren Anzahl, was zu einer erworbenen Immunschwäche – als AIDS (Acquired Immunodeficiency Syndrome) bezeichnet – führt.

Als AIDS gilt bei Erwachsenen und Jugendlichen der Nachweis der HIV-Infektion *und* einer AIDS-definierenden Erkrankung (Stadium 4) oder aber der Nachweis der HIV-Infektion *und* eine Anzahl der T4-Lymphozyten kleiner als 200 oder 15 % der Gesamtlymphozyten.

Immunologische und klinische HIV-Einstufung bei Erwachsenen und Jugendlichen

Stadium	**Symptome**	**CD4+-Lymphozyten pro µl % aller Lymphozyten**	
1	asymptomatisch	≥500	Asymptomatische Erkrankung(en)
2	milde Symptome	350–499	Für dieses Stadium definierte Erkrankung, z. B. Herpes Zoster
3	fortgeschrittene Symptome	<350	Für dieses Stadium definierte Erkrankung, z. B. orale Haarzellleukoplakie
4 (AIDS)	schwerwiegende Symptome	<200 <15 %	oder mindestens eine der AIDS-definierenden Erkrankungen

* Nachweis der HIV-Infektion ist vorausgesetzt

Tab. 28

Symptome
Eine HIV-Infektion verläuft in vier Phasen:

1. *Akute Phase*

- Zwei bis sechs Wochen nach einer Infektion können grippeähnliche Symptome wie Fieber, Nachtschweiß, geschwollene Lymphknoten und Übelkeit auftreten.
- Die häufigsten Symptome einer akuten HIV-Infektion sind (angegeben nach der Wahrscheinlichkeit des Auftretens)[59]:
- Fieber
- Abgeschlagenheit
- Müdigkeit
- Unwohlsein
- Krankheitsgefühl
- Kopfschmerzen
- Appetitverlust
- Arthralgien (Gelenkschmerzen)
- Hautausschlag
- Nachtschweiß
- Myalgien (Muskelschmerzen)
- Übelkeit
- Diarrhoe (Durchfall)
- Pharyngitis oder Schluckschmerzen
- Geschwüre im Mund
- steifer Nacken (vermutlich aufgrund der auch dort befindlichen und angeschwollenen Lymphknoten)
- Gewichtsverlust größer als 2,5 kg in kurzer Zeit
- lichtscheu

2. *Latenzphase*

In dieser Zeit vermehrt sich das Virus im Körper.
Die T4-Lymphozyten werden immer weniger, was zu allgemeiner Infektanfälligkeit führt.

3. *AIDS Related Complex (ARC)*

Dieser Ausdruck wurde früher für das klinische Stadium B der CDC-Klassifikation (also das Auftreten von klinischen Symptomen, die aber nicht zu den AIDS-definierenden Erkrankungen gehören) verwendet. Unbehandelt folgt der Übergang in das Vollbild AIDS.

---

59 FHecht FM et al. Use of laboratory tests and clinical symptoms for identification of primary HIV infection.AIDS 2002; 16(8): 1119–1129

4. *Krankheitsphase*
Die Diagnose AIDS wird gestellt, wenn bei einem HIV-Positiven bestimmte Infektionen oder bösartige Tumore, die sogenannten AIDS-definierenden Erkrankungen festgestellt werden.

Zu diesen zählen besonders opportunistische Infektionen, die von Viren, vor allem Herpes Zoster, Bakterien, Pilzen oder Parasiten hervorgerufen werden, z. B. Mundsoor, Herpes-, Pneumokokken- oder Meningokokkeninfektionen.

Hinzu kommen andere Erkrankungen wie Kaposi-Sarkom, malignes Lymphom, HIV-Enzephalopathie und das Wasting-Syndrom.

Für das (intakte) Immunsystem eines gesunden Menschen sind opportunistische Erreger meist harmlos. Unbehandelt verlaufen sie bei AIDS-Patienten häufig tödlich. Als Maß für die Zerstörung des Immunsystems dient die Anzahl der T4-Lymphozyten im Blut eines HIV-Infizierten.

Diagnostik
Zur Diagnostik einer *akuten* HIV-Infektion dient ein positiver HIV-RNA-Test durch eine RT-PCR und ein negativer oder „grenzwertiger" Bestätigungstest. HIV-Infektionen, die sechs Wochen oder mehr zurückliegen, werden in der Regel per Antikörper/Antigen-Suchtest statt PCR diagnostiziert.

Der Viruslast wird mittels RNA-Virenkopien ermittelt.

Therapie
„Die HIV-Therapie wird auch antiretrovirale Therapie (ART) genannt. Sie unterdrückt die Vermehrung der Viren im Körper. Bei einer HIV-Behandlung werden immer mehrere Wirkstoffe miteinander kombiniert, die an unterschiedlichen Stellen der HIV-Vermehrung ansetzen. Deshalb spricht man auch von einer Kombinationstherapie."[60]

Therapie MIT
Die MIT hat 2 Mittel für die Behandlung von HIV-Infektionen und AIDS. Es kommen jedoch sehr selten Patienten zu uns in die Praxen, nach einer Erstdiagnose werden die meisten sofort in Klinken behandelt.

60 https://www.aidshilfe.de/hiv-behandlung

- 2LS1 wird täglich 1 Kapsel gegeben, bis keine Viruslast mehr nachweisbar ist
- 2LS2 ist das Erhaltungsmittel nach erfolgreicher Therapie mit 2LS1.

Erfahrungen und Therapiedauer

Die Autorin hat während ihrer gesamten Praxiszeit leider nur 2 Fälle behandeln können. Nach 6 Monaten konnte die Viruslast deutlich gesenkt werden, nach 12 Monaten konnten keine Viren mehr nachgewiesen werden.

Zoonosen

Unter Zoonosen versteht man Infektionskrankheiten, bei denen die Erreger durch Tiere wie z. B. Mücken oder Zecken, Nage- oder Nutztiere übertragen werden.

Borreliose/Lyme-Krankheit

Borrelien sind eine Gattung großer, schraubenförmiger (auch spiralförmig), gramnegativer Bakterien aus der Gruppe der Spirochäten. Die meisten Arten sind pathogen für Menschen oder Tiere. Die Lyme-Borreliose und das Rückfallfieber sind Beispiele für Infektionskrankheiten, die durch Borrelien verursacht werden. Sie bilden als gramnegative Bakterien Endotoxine (S. 18ff), was zu erheblichen Erkrankungen führen kann.

Erregerarten:
- Borrelia burgdorferi
- Borrelia burgdorferi sensu stricto
- Borrelia garinii
- Borrelia afzelii
- Borrelia valaisiana
- Borrelia lusitaniae
- Borrelia spielmanii

Symptome

Im frühen Stadium einer Borreliose-Erkrankung werden
- Wanderröte,
- Abgeschlagenheit,
- Fieber oder Kopfschmerzen beobachtet.

Allgemeine Symptome

- grippeartige Erkrankungen
- Kopf- und Gelenkschmerzen
- Gelenkbeschwerden (Lyme-Arthritis)
- Herzbeschwerden
- Hautprobleme:
  - Wanderröte (Erythema migrans oder Erythema chronicum migrans), ringförmige Hautrötung kann einen bis 30 Tage nach einem Zeckenstich, normalerweise rund um die Einstichstelle, beobachtet werden. Die Stichstelle bleibt üblicherweise blass.

- Sehstörungen
- Gehörprobleme
- Lähmungen
- Hirnhautentzündungen
- psychische Probleme
- Neurologische Ausfälle (Neuroborreliose)
- Borrelien-Lymphozytom

Man unterscheidet drei Stadien der Borreliose.
- Stadium I – Die lokale Infektion.
- Stadium II – Die Streuung, in der sich die Erreger im ganzen Körper ausbreiten.
- Stadium III – Das Spätstadium mit schwer behandelbaren chronischen Symptomen.

Neuroborreliose
Eine besonders schwer verlaufende Erkrankung stellt die Neuroborreliose dar. Sie entwickelt sich, wenn sich Borrelienbakterien im Körper ausbreiten und dabei das Hirn oder die Nervenbahnen befallen. Die daraus resultierenden Symptome sind vielfältig, was die Diagnose erschweren kann.

Es entwickeln sich Entzündungen der Hirnhäute und der Nervenwurzeln des Rückenmarks (Meningopolyradikulitis). Es kommt zu heftigen Nervenschmerzen, die vor allem nachts auftreten.

Es können Missempfindungen und schlaffe Lähmungen auftreten:
- ein- oder beidseitige Gesichtslähmung (Fazialisparese)
- Lähmungen der Augenmuskeln
- Hörminderung
- Schwindel

Diagnostik
Serologische Untersuchungen können die Diagnosestellung erleichtern, jedoch nie sichern.

Üblicherweise wird primär der IgG/IgM-Screeningtest durchgeführt. Ein positiver Screeningtest muss wegen einer erhöhten Rate falsch-positiver Ergebnisse im Immunoblot kontrolliert werden.

- Antikörper der Immunglobulin Klasse M (IgM) treten bei einer relativ frischen Infektion auf.
- Antikörper der Immunglobulin Klasse G (IgG) zeigen sich hingegen erst, wenn die Infektion bereits etwas älter ist.

In der Frühphase der Infektion (Stadium I) kann der Laborbefund (Serologie) falsch-negativ ausfallen. Es muss deshalb nach mehreren Wochen erneut kontrolliert werden.

Der Lymphozytentransformationstest (LTT-Borrelien) kann vor allem bei grenzwertiger Serologie oder positiver Serologie sowie bei zweifelhafter Klinik und Anamnese (Serumnarbe oder aktive Infektion?) hilfreich sein.[61]

Zur Diagnostik der Borrelien lohnt es sich genaue und auch etwas aufwändigere Tests bei spezialisierten Labors zu machen. Insbesondere dann, wenn klinische Symptome vorhanden sind, die Diagnostik mit einfachen Labortests (IgM, IgG und Immunoblot) jedoch nicht eindeutig ist.

HLA

Bestimmte HLA können den Verlauf einer Borreliose bestimmen. Es ist deshalb von Vorteil bei chronischen Borreliose-Patienten, die HLA zu bestimmen und diese als HLA SMM C27 in die Therapie einzubringen.[62]

HLA-Assoziation mit antibiotikaresistenter Lyme-Borreliose:

- DR1 (DRB1*01:01)
- DR2 (DRB1*15:01)
- DR4 (DRB1*04:01, 04:02)

HLA-Assoziation bei Patienten mit verminderter Bildung borrelienspezifischer Antikörper trotz nachweislicher Borrelieninfektion:

- DR1-Allele (DRB1*01:02, *01:01,*01:04, *01:05).

61 Der LTT- oder Lymphozytentransformationstest ist in der Schweiz nicht auf dem Markt. Dieser Test ist in der Praxis nicht geeignet, da er in etwa der Hälfte der Fälle zu falsch-positiven Resultaten führt. In einem solchen Fall wird der Patient bzw. die Patientin unnötigerweise mit Antibiotika behandelt. (Quelle: BAG 2022)

62 Kalish RA, Leong JM, Steere AC. Association of treatment-resistant chronic Lyme arthritis with HLA-DR4 and antibody reactivity to OspA and OspB of Borrelia burgdorferi. Infect Immun. 1993 Jul;61(7):2774-9. doi: 10.1128/iai.61.7.2774-2779.1993. PMID: 7685738; PMCID: PMC280920. [Abgrufen: 17. 2. 2023]

Schwer- und Leichtmetalle

Die Bedeutung von Scher- und Leichtmetallbelastungen im Zusammenhang mit der chronischen Borreliose wird immer wieder diskutiert und auch belegt. Borrelien, welche selber auch intrazellulär werden, binden sich an intrazelluläre Schwermetalle. Folglich muss man die Metalle in den Zellen ausleiten.

Es soll wohl eine Studie geben, in der steirische Waldarbeiter untersucht wurden. Bei fast allen konnte serologisch ein durchgemachter Infekt mit Borrelien nachgewiesen werden. Interessant war jedoch, dass die Arbeiter nicht erkrankten. Da es sich um eine ärmere Bevölkerungsschicht handelte, die kein Geld für einen Zahnarzt aufbringen konnte, wurden kranke Zähne niemals gefüllt, sondern irgendwann gezogen. Daraus konnte der Schluss gezogen werden, dass Borrelien erst im Zusammenhang mit Schwermetallen (Quecksilber in Amalgamfüllungen) krank machen würden. Leider konnte die Autorin diese Studie nirgends mehr finden.

Es gehört somit eine Diagnostik der Schwermetallbelastung zwingend zur Diagnostik der Borreliose dazu!

Diagnostik MIT

- Standardserologie
- Immunstatus
- HLA

Es hat sich gezeigt, dass sehr oft EBV das Immunsystem blockiert und somit daran hindert, mit Borrelien kompetent umgehen zu können.

Deshalb sind bei Borreliose immer auch EBV und CMV – dieser verhält sich sehr ähnlich wie EBV– zu testen.

Weitere Diagnostik

Nährstoffprofil: Mineralien, Vitamine, insbesondere Vitamin D und alle B-Vitamine, müssen überprüft und supplementiert werden.

Therapie

Eine sehr frühe Therapie mit geeigneten Antibiotika (Tetracyclinen) ist empfehlenswert, um eine Chronifizierung der Borreliose zu verhindern.

Herxheimer-Reaktion
Möglicherweise muss bei allen effektiven Therapien gegen Spirochäten mit einer Herxheimer-Reaktion gerechnet werden. Die Herxheimer-Reaktion tritt während der antibiotischen Therapie auf. Beim Absterben der Bakterien werden Endotoxine (S. 18ff) frei, welche zu entzündlichen Reaktionen führen. Sie kann auch bei einer zu frühen Ausleitungstherapie von Metallen auftreten, da die Borrelien zunächst gebunden sind, nach Entfernung der Metalle jedoch in einen ungebundenen Zustand gelangen.

Therapie MIT

- je nach Befund, meist 2LEBV
- BIGmed BORRELIAREG
- HLA SMM C27

Weitere Therapien

- Schwermetallausleitung (S. 277)
- Phytotherapie:
  - wilde Karde hat sich sehr bewährt
  - Katzenkralle

Therapiedauer und Erfahrungen
Nicht jeder Zeckenbiss führt zu einer Borreliose. Je früher man beginnt, desto leichter ist die Therapie.

Wenn IgM-Antikörper vorhanden sind, sollte man sofort therapieren, um zu verhindern, dass die Borrelien intrazellulär werden. Zu einer Antibiose empfiehlt es sich sofort BORRELIAREG und wilde Karde zu geben.

Die Borreliose ist nicht einfach zu behandeln. Es müssen viele Ebenen der Erkrankung und Diagnostik betrachtet werden. Auch die HLA entscheidet darüber, ob eine Borreliose therapierbar ist oder nicht. Wenn man z. B. EBV gut therapiert, ist es einfacher, die Borrelien in Schach zu halten. Eine Ausleitungstherapie (Leicht- und Schwermetalle) ist meist auch nur erfolgreich, wenn EBV zuvor aus der Reaktivierung therapiert wird.

Die Praxiserfahrung zeigt, dass es nur sehr wenige Patienten sind, die an schwerer chronischer Borreliose erkranken. Dies liegt sicherlich zum einen an der Abhängigkeit zur HLA aber auch daran, dass viele Patienten sehr früh richtig therapiert werden.

Jahrelange Antibiotikagaben führen zu starken Nebenwirkungen und sind nicht zu verantworten.

Weitere durch Zecken übertragene Erreger

Die Diagnostik der folgenden Erreger wird nach einem Zeckenbiss leider meist vernachlässigt. Erst wenn sich die Krankheitsbilder chronisch manifestieren, wird erst nachträglich die Diagnostik veranlasst. Es geht damit wertvolle und die Patienten sehr belastende Zeit verloren. Viele werden mit ihren Symptomen nicht ernst genommen, weil ja keine Diagnose vorliegt.

Als ganzheitlich denkende Therapeuten sollten wir immer alle diagnostischen Möglichkeiten ausschöpfen, um eine gezielte Therapie zu finden.

FSME

Die Frühsommer-Meningoenzephalitis wird vor allem von Zecken auf den Menschen übertragen. Es sind jedoch auch Fälle bekannt, bei denen der Genuss von Rohmilch von FSME-Viren-infizierten Kühen oder Ziegen die Krankheit ausgelöst hat, ebenso können Stechmücken die FSME übertragen.

Symptome

- Kopf- oder Gelenkschmerzen
- Hautrötungen
- grippeartige Symptome
- Typisch ist eine plötzliche Nackensteifigkeit mit heftigen Kopfschmerzen.

Therapie

Gegen die FSME gibt es keine spezifische Therapie; behandelt werden können lediglich die Symptome. Da diese schwerwiegend sein können, müssen akut Infizierte mit heftigen Symptomen in ein Krankenhaus.

In unseren Praxen können wir Folgendes einsetzen:

- 2LINFLAM
- FSME-Nosode C30

Babesien

Babesien sind Parasiten, sie kommen vor allem in den Mittelmeerregionen vor. Sie dringen in die roten Blutkörperchen von Wirbeltieren ein und verhalten sich ähnlich wie der Erreger der Malaria. In Deutschland überträgt hauptsächlich die Auwaldzecke (*Dermacentor reticulatus*) die Babesien.

Symptome

- Fieber
- Müdigkeit
- Muskelschmerzen
- Verstopfung kapillarer Blutgefässe
- Zerstörung der roten Blutkörperchen
- Ausbreitung auf Leber und Milz

Diagnostik

Die Diagnose wird aufgrund eines Blutausstrichs und/oder einer Polymerase-Kettenreaktion (PCR) gesichert.

Therapie

Zur Therapie werden vor allem pflanzliche Wirkstoffe empfohlen:

- Artemisa
- Ashwangandha
- Mariendistel
- Süssholz
- Schizandra

Sehr wirksam ist L-Arginin in Kombination mit den oben genannten pflanzlichen Mitteln.

Ehrlichien

Ehrlichien sind intrazelluläre Bakterien, die von verschiedenen Zeckenarten übertragen werden. Meist verläuft eine Ehrlichiose symptomlos. Menschen sowie Tiere können sich mit den Ehrlichien infizieren.

Ehrlichen dringen in die Monozyten ein und vermehren sich dort.

Achtung: Ehrlichien sind intrazellulär, es gilt dies bei der Betrachtung des Immunstatus zu beachten!

Symptome
- Fieber
- Kopf-, Rücken- und Muskelschmerzen
- Übelkeit

Diagnostik
Analyse einer Blutprobe mit Polymerase-Kettenreaktion (PCR)

Therapie
Wie bei der Borreliose ist eine Therapie mit Antibiotika (Tetracycline) indiziert. Zusätzlich können von BIGmed BACTERIOREG und eine Erreger-Nosode C30 gegeben werden.

Rickettsien

Zecken können verschiedene Arten von Erregern übertragen, die Fleckfieber (Rickettsiose) auslösen.

Achtung: Rickettsien sind intrazellulär, es gilt dies bei der Betrachtung des Immunstatus zu beachten!

Es gibt viele Rickettsien, aber 3 verursachen die meisten menschlichen Rickettsieninfektionen:
- Rickettsia rickettsii
- Rickettsia prowazekii
- Rickettsia typhi

Symptome
Die Symptome sind unterschiedlich, können aber sehr heftig sein.

Rickettsien sind intrazellulär, Rickettsia rickettsii dringen durch die Haut oder Schleimhäute in Endothelzellen der kleinen Blutgefäße ein und vermehren sich dort. Die Folge ist eine Vaskulitis (S. 227). Andere vermehren sich in Leukozyten oder Erythrozyten.

Die von Rickettsia rickettsii verursachte Endovaskulitis führt zu einem petechialen Exanthem. In schweren Fällen kann es zu Hautnekrosen und Ödemen kommen.

Diagnostik
Die diagnostisch wertvollste Untersuchung ist der indirekte Immunfluoreszenzassay (IFA) und eine Polymerase-Kettenreaktion einer Biopsieprobe aus dem Exanthem.

Therapie
Wie bei der Borreliose ist eine Therapie mit Antibiotika (Tetracyclinen) indiziert. Zusätzlich können von BIGmed BACTERIOREG und eine Erreger-Nosode C30 gegeben werden.

Bartonellen

Die drei wichtigsten krankheitserregenden Arten für den Menschen sind:
- Bartonella bacilliformis,
- Bartonella quintana und
- Bartonella henselae.

Die Überträger sind Stechmücken (Sandmücken, Lutzomyia), der Mensch ist der Hauptwirt.

Die Erreger sind parasitisch innerhalb der Wirtszellen (intrazellulär) lebende Bakterien. Sie befallen die Endothelzellen oder Erythrozyten.

Infizierte bleiben oft monatelang ohne Symptome, erst bei gestörtem Immunstatus z. B. bei HIV-Infektion, Tumorerkrankung und blockierte Immunabwehr, kann sich die Erkrankung manifestieren.

Achtung: Bartonellen sind intrazellulär, es gilt dies bei der Betrachtung des Immunstatus zu beachten!

Symptome
Eine Bartonellose kann schwerwiegende Formen annehmen und zu Gesichtsnervenentzündungen und Meningitis führen.

Hinweise darauf sind:
- plötzlicher meist, einseitiger Sehschärfenverlust
- diffuse Gesichtsfeldausfälle
- einseitiger Kopfschmerz (fehldiagnostizierte Migräne)
- An der Netzhaut findet sich nach ca. 2 Wochen eine durch Exsudate verursachte Sternfigur (Macula stellata).

Diagnostik
serologische Tests oder Polymerase-Kettenreaktion-Tests (PCR) während der Akutphase und der Rekonvaleszenzzeit

Bartonellen werden leider sehr selten getestet. Wenn Patienten mit den oben genannten Symptomen in die Praxis kommen, sollte sofort serologisch die Antikörper geprüft werden.

Diagnostik MIT
Es muss die Diagnose gesichert werden und eine Differenzialdiagnostik mit z. B. Herpes Zoster ausgeschlossen werden.

Therapie
Antibiotika bringen keine befriedigenden Ergebnisse, weshalb die Bartonellose als schwierig zu therapieren gilt. Empfohlen werden Wärmeapplikationen.

Therapie MIT
- 2LINFLAM
- BIGmed BACTERIOREG
- Bartonella-Nosode C30

Brucellen

Die Brucellose ist eine Infektionskrankheit, verursacht von Bakterien der Gattung Brucella (B.). Es gibt mehrere Arten von Brucellen.

Auf den Menschen übertragbar sind (Zoonose):
- B. melitensis (Schaf- und Ziegenbrucellose, beim Menschen: Maltafieber)
- B. abortus (Rinderbrucellose, beim Menschen: Morbus Bang)
- B. suis (Schweinebrucellose) und B. canis (Hundebrucellose)
- Bis zu 90 % der Infektionen verlaufen ohne Symptome. Ansonsten treten 5 – 60 Tage nach der Ansteckung grippeähnliche Anzeichen auf.

Symptome
- Rasch ansteigendes Fieber bis 40°C
- Schüttelfrost
- Schwellungen von Leber, Milz und Lymphknoten

Charakteristisch für Brucellose ist ein malariaähnlicher, wellenförmiger Fieberverlauf.

- Glomerulonephritis
  - verschiedenartige, primär nicht infektiv-bakterielle Nierenerkrankungen mit Entzündungsvorgängen in den Nierenkörperchen und sekundär in anderen Teilen der Nephrone; kann akut diffus, schnell und plötzlich oder chronisch auftreten
  - In schweren Fällen kann es zur Sepsis kommen.

Enteropathogene Yersinien können zu autoimmunen Komplikationen führen, z. B. zu reaktiven Arthritiden (siehe Rheumatische Erkrankungen S. 198ff). Folgeerkrankungen treten mit einer Latenz von einigen Tagen bis zu mehreren Wochen nach der Akutsymptomatik der Yersiniose auf. Sie kann auch zu chronischen entzündlichen Darmerkrankungen führen, die klinisch einem M. Crohn gleichen (S. 110).

Eine reaktive Arthritis tritt akut oder subakut auf mit bevorzugtem Befall der Gelenke der unteren Extremitäten (Knie- und Sprunggelenke). Die Dauer der akuten Gelenksymptomatik beträgt ca. 1–4 Monate, kann aber auch bis zu 10 Jahre dauern.

Eine reaktive Arthritis:

- Tritt nach 1–4 Wochen nach dem Beginn der intestinalen Symptome (oft aber ohne Angabe vorangegangener Darmsymptomatik) auf
- Am häufigsten sind die Gelenke der unteren Extremitäten betroffen; 25 % mono-, 50 % oligo- und 25 % polyartikuläre Erkrankung.
- kann in 3–12 Monaten ausheilen, kann sich aber auch chronisch oder auch rezidivierend entwickeln und über Jahre persistieren
- bei 60–80 % HLA-B27 nachweisbar[63]
- Persistenz von Yersinia-spezifischen IgA-Antikörpern, assoziiert mit der Persistenz von pathogenen Yersinien im darmassoziierten lymphatischen Gewebe

63 https://www.ncbi.nlm.nih.gov/pmc/articles/PMC1554211/ [Abgerufen: 05.07.2022]

Akute und unkomplizierte Yersiniosen	Immunpathologische Komplikationen und chronische Yersiniosen
Enteritis Pseudoappendizitis Yersinia-Colitis Yersinia-Septikämie Lymphadenopathie	Reaktive Arthritis Erythema nodosum Ileitis „Pseudo Crohn“ Lymphadenopathie Glomerulonephritis Myokarditis

Tab. 29

Achtung: Die Yersiniose wird viel zu selten beachtet. Bei allen chronischen Darmentzündungen und rheumatischen Erkrankungen ist es wichtig, immer die Yersinien-Antikörper zu testen.

Diagnostik

Die Diagnose der akuten Erkrankung stützt sich primär auf den Erregernachweis im Stuhl (Nativstuhl oder Stuhlabstrich im Amies-Transportmedium). Am sichersten ist eine PCR (aus Stuhl), sie weist jedoch nur den Erreger und nicht den Schweregrad einer Erkrankung nach. Der Nachweis aus Kultur im Stuhl ist in der Praxis recht unzuverlässig, weshalb es viel besser ist, die Antikörper in der Serologie zu bestimmen.

Labore verwenden meist ein Enzymimmunoassay (ELISA) zur Bestimmung der spezifischen IgG-, IgA- und IgM-Ak.

Als hochspezifische Yersinien-Antigene gelten die plasmidkodierten Polypeptide, die in das Medium abgegeben werden (released proteins [RP] oder Yersinia outer membran proteins [YOPs], diese können in einem Immunoblot nachgewiesen werden. Der Immunoblot Yersinia enterocolitica ermöglicht einen sensitiven Nachweis von spezifischen IgG und IgA Antikörpern gegen YOPs im Serum.

- Yersinia IgM-Ak können bis zu 3 Monate nachgewiesen werden.
- Yersinia IgA-Ak in der Regel 2–4 Monate, bei persistierenden chronischer Yersiniose bis zu 2 Jahre.
- Yersinia IgG-Ak sind viele Jahre nachweisbar.

Wenn Yersinia IgA-Ak nachweisbar sind, muss man davon ausgehen, dass noch aktive Yersinien vorhanden si nd.

Diagnostik MIT

- Standardserologie
  - Es kann immer ein EBV dahinter verborgen sein, der einen bakteriellen Infekt chronifiziert.
- Immunstatus
- Eventuell HLA-Typisierung

Therapie

Therapie der akuten Yersinieninfektion

Bei positivem Erregernachweis: Antibiotika-Therapie, vor allem bei extramesenterialer Yersinieninfektion, z. B. Therapie mit Cotrimoxazol, Doxycycline oder Chinolone. Die Chinolone sind jedoch nicht empfehlenswert, weil sie bleibende Schäden hinterlassen). Bei Erregerpersistenz längere Antibiotika-Therapie, was aber meist nicht zielführend ist.

Wenn man von Anfang an YERSINIAREG von BIGmed gibt und eine Therapie wie bei chronischen Darmentzündungen (S. 108 ff) beginnt, kann eine Chronifizierung verhindert werden.

Therapie der persistierenden Yersiniose

Es zeigt sich, wie bei der Borreliose, dass eine Therapie der chronischen Yersiniose recht schwierig ist.

Die Autorin hat viel Erfahrung gesammelt und einen eigenen therapeutischen Ansatz bei Yersinia Enterocolitica (pseudotuberculosis) entwickelt.

Therapieschema nach Dr. phil. I Corinne I. Heitz

Therapieplan

Von Anfang an, für mindestens 4–6 Monate, YERSINIAREG von BIGmed täglich 1 Kapsel

Bei Bedarf zusätzlich 2LEBV täglich 1 Kapsel.

Therapieschritte

14 Tage lang

- Humatin® 2–3 Kapseln täglich, je nach Gewicht (rezeptpflichtig) oder
- PENTOFURYL® 200 mg Hartkapseln, alle 6 Std. 3 Kapseln 8 Tage lang (nicht rezeptpflichtig)

▶

Für 2 Monate

- bei geschwächtem Immunsystem: 2LEID täglich 1 Kapsel
- bei Arthritis zusätzlich 2LARTH täglich 1 Kapsel
- bei Darmentzündung zusätzlich 2LMICI täglich 1 Kapsel
- Mutaflor® 1 x täglich
- Symbiolact® 1 x täglich (oder Paidoflor) oder ähnliches Produkt
- Enzym Wied® von 1 x täglich steigern auf 3x täglich
- Myrrhinil intest® langsam abnehmend von 3x 3 bis 3x 1 täglich

Ergänzend nach ca. 2 Monaten

- Myosotis comp.® (Lymphomyosot®) Tropfen. 3x 10 täglich
- Vitamine A, E, D, K_2, B_{12} und C täglich je nach Bedarf

Nach ca. einem Jahr:

- Autovaccine aus Stuhl, z.B. Mentop®

Wichtig ist, die Yersinien immer wieder zu kontrollieren. Wenn keine IgA-Antikörper mehr vorhanden sind, kann die Therapie als abgeschlossen angesehen werden.

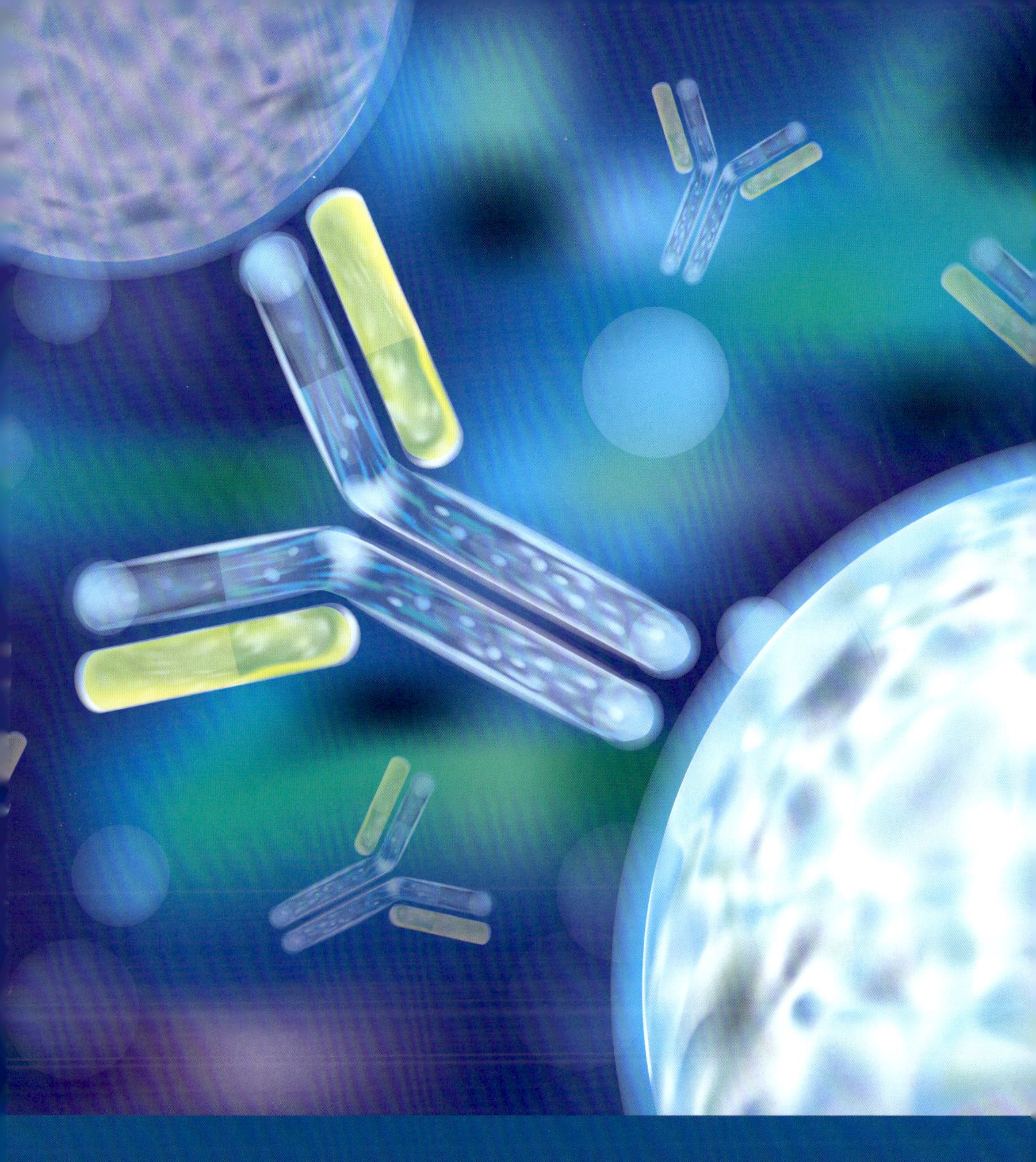

Anhang

Bildnachweise

S. 13: © nobeastsofierce – stock.adobe.com
S. 83: © Robert Kneschke – stock.adobe.com
S. 85: © Corinne I. Heitz
S. 148: © Corinne I. Heitz
S. 267: © sakurra – stock.adobe.com

Übersichtstabelle Autoantikörper[64]

Autoantikörper	Erkrankung
Acetylcholin-Rezeptor-Antikörper	• Myasthenia gravis
ANCA (ACPA, Granulozyten-cytoplasma)	• Wegener-Granulomatose • Vaskulitiden • Colitis ulcerosa • Morbus Crohn • primär-sklerosierende Cholangitis
AMA (Mitochondrien)	• PBC (primäre biliäre Zirrhose) • Lues
ANA/ENA-Antikörper (antinukleäre Antikörper)	• Kollagenosen • Rheumatoide Arthritis • autoimmune chronische Hepatitis Typ I
Becherzell-Antikörper	• Colitis ulcerosa
Colitis ulcerosa	• Colitis ulcerosa
ds-DNS-Antikörper (Doppelstrang-DNS)	• Lupus erythematodes

►

64 http://www.laborlexikon.ch

Autoantikörper	Erkrankung
ENA-Antikörper (= extrahierbare nukleäre Antigene)	Aufgrund der ENA kann die Form der Autoimmunerkrankung spezifiziert werden. • siehe ANA-Muster und mögliche ENA-Zielantigene
Endomysium-Antikörper	• Zöliakie/Sprue • Dermatitis herpetiformis
Epidermale Basalmembran	• Pemphigoid
GADA (Glutamat-Decarboxylase-Antikörper) →	• Typ-1-Diabetes
Glatte Muskulatur (ASMA)	• Autoimmune chronisch-aktive Hepatitis • Polymyositis • Primär biliäre Leberzirrhose
Gliadin-Antikörper	• Zöliakie/Sprue • Dermatitis herpetiformis
Glomerulus-Basalmembran-Antikörper	• Autoimmune Glomerulonephritis • Goodpasture-Syndrom
Granulozyten-Cytoplasma-Antikörper (ANCA, ACPA)	• Wegener-Granulomatose • Vaskulitiden • Colitis ulcerosa • Morbus Crohn • Primär-sklerosierende Cholangitis
Histon-Antikörper	• Medikamentöser LE • SLE
IA2-AK (Tyrosin-Phospatase-Antikörper)	• Typ-1-Diabetes
Inselzell-Antikörper	• Typ-1-Diabetes
Insulin-Antikörper	• Insulinresistenz bei IDDM (insulinabhängigem Diabetes mellitus)
Leber-Nieren-Mikrosomen-Antikörper (LKM)	• Autoimmunhepatitis Typ II • Chronisch-aktive Hepatitis • Medikamenten-induzierte Hepatitis
Lebermembran-Antikörper	• Chronisch-aktive Hepatitis

▶

Autoantikörper	Erkrankung
Leber-spezifisches Protein (LSP, LSA)	• Akute Hepatitis • Chronisch-aktive Hepatitis • Primär biliäre Zirrhose
Nebennieren-Antikörper	• M. Addison • Polyglanduläre Autoimmunität Typ1 • NNR-Metastasen • NNR-Einblutungen (z.B. Waterhouse-Friedrichsen-Syndrom)
Parietalzell-Antikörper (Magen)	• Perniziöse Anämie • Chronisch-atrophische Gastritis
Parotis-Antikörper	• Sjögren-Syndrom
Peroxidase-Antikörper (Schilddrüse)	• Autoimmunthyreoiditis (Hashimoto) • Myxödem • Schilddrüsenhyperplasie
Phospholipid-Antikörper (ACLA)	• Primäres Anti-Phospholipid-Syndrom (APLS) • Sekundäres APLS (SLE, Kollagenosen)
Rheuma-Faktor, Cyclische Citrullin Peptid-Antikörper	• Rheumatoide Arthritis • Chronische Lebererkrankungen • Sarkoidose • Interstitielle Lungenerkrankungen • EBV-Infektion • Tuberkulose • Lues • Z.n. Impfung • Z.n. Transfusion
Skelett-Muskel-Antikörper	• Myasthenia gravis • Thymom • Polymyositis
Speicheldrüsen-Antikörper	• Sjögren-Syndrom
ss-DNS (Einzelstrang-DNS)	• SLE • Medikamenteninduzierter LE • Rheumatoide Arthritis

▶

Autoantikörper	Erkrankung
Stachelzelldesmosomen (siehe Tabelle: Haut- und Muskelerkrankungen und assoziierte Antikörper)	• Pemphigus vulgaris
Spermatozoen-Antikörper	• Infertilität
Thyreoglobulin-Antikörper (TAK)	• Hashimoto-Thyreoiditis • Myxödem • Hypothyreose
TSH-Rezeptor-Antikörper (TRAK)	• M. Basedow • Endokrine Orbitopathie
Thrombozyten-Antikörper	• Autoimmunthrombozytopenie (M. Werlhof)
Tubulus-Basalmembran	• Autoimmune interstitielle Nephritis • Goodpasture-Syndrom • Autoimmunglomerulonephritis • Progressive Glomerulonephritis

Tab. 30

Labordiagnostik IF, ELISA, CLIA

Immunfloreszenz (IF)

Wo immer es möglich ist, benützen wir für die Diagnostik der MIT die Methode der Immunfluoreszenz. Die Immunfloreszenz ist jedoch eine veraltete Methode, die nur noch in wenigen Labors angeboten wird. Sie benötigt einen Mitarbeiter, der von Hand die Verdünnungsschritte vornimmt und das Ergebnis optisch abliest.

Ablesung im Fluoreszenz-Mikroskop:

- liegen spezifische Ak vor, so leuchten die Zellen hellgrün auf: **positiv**
- liegen keine Ak vor, so bleiben die Zellen dunkel: **negativ**

Es wird so lange verdünnt, bis keine Fluoreszenz mehr erkennbar ist.

Das Ergebnis liegt uns als Titer vor, z. B. 1:640 mit Referenzwert 80 bedeutet, dass es 4 Verdünnungsstufen (80/160/320/640) benötigte, bis keine Fluoreszenz mehr sichtbar war. Mit dieser Methode können wir in der MIT genau bestimmen, wann wir von Reaktivierung sprechen (>4-facher Referenzwert).

Enzyme Immun-Sorbent Assay (ELISA)

Das Testsubstrat ist an „feste Phase", klassischerweise an Mikrotiterplatten aus Polystyrol gebundene native Erreger(-fragmente) oder rekombinante/synthetische Peptide gebunden. Es gibt keine Verdünnungsschritte. Es kommt zur Inkubation mit dem Serum des Patienten. Sind spezifische Antikörper (Ak) gegen den Erreger vorhanden, so binden sich diese an die feste Phase gebundenen Antigene (Ag).

Sind von der Serum-Inkubation nach dem Waschen noch Patienten-Ak vorhanden, werden diese mit einem Konjugat, welches sich an diese Ak bindet, vermischt. Überschüssiges nicht gebundenes Konjugat wird abgewaschen, der Komplex: Virales Antigen – Patienten-Ak – Anti-human-Ak wird mit einem Enzym markiert.

Durch Zugabe einer farblosen Substanz, die unter der Wirkung des Enzyms farbig wird, kann mittels Photometer (maschinell) die Intensität des Farbumschlags gemessen werden. Die Farbintensität korreliert mit der Antikörperkonzentration, sie jedoch nicht linear!

Quantifizierung

- In einem engen quasi-linearen Bereich durch Verwendung von Standard möglich: Kurven-Referenzpunkte definierter Konzentration in „Einheiten", zwischen die für die Signale der Patienten eine Konzentration durch Interpolation bestimmt werden kann.
- Etabliert für IgG gegen Toxoplasma, Röteln, Hepatitis B (Impftiter), FSME...

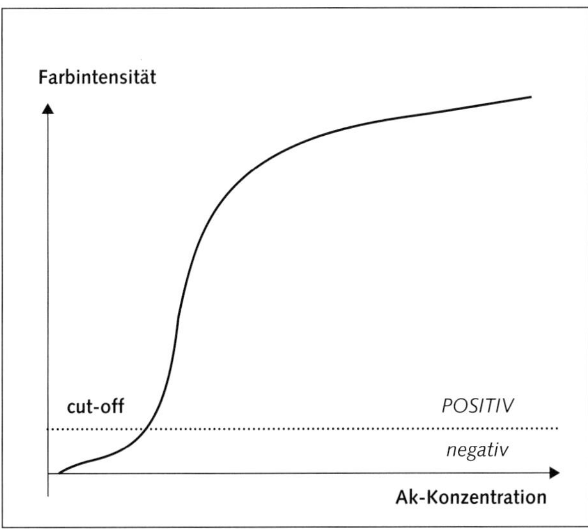

Abb. 18

Wir haben das Problem, dass eigentlich nur zwischen positiv und negativ unterschieden werden kann und eine Quantifizierung nicht linear ist. Hohe Werte über dem Cut-off können nicht mit Sicherheit einer Reaktivierung zugeordnet werden.

Ein weiteres Problem stellt die Tatsache dar, dass es sehr viele Anbieter auf dem Markt gibt und wir uns nicht auf die Qualität der Tests verlassen können. Je nach Labor erhalten wir vollkommen andere Ergebnisse.

Monotests zum serologischen Nachweis von Antikörpern gegen humane Infektionserreger mittels Chemilumineszenz Immunoassay (CLIA)

Die Chemilumineszenz-Immunoassay-Methode basiert auf der Reaktion von humanen Antikörpern in der Serumprobe mit den auf der Polystyrol-Oberfläche der Titerplatte adsorbierten Antigenen. Ungebundene Antikörper werden durch Waschen entfernt. Ein enzymmarkiertes Anti-Human-Globulin bindet in einem zweiten Schritt an den Antigen-Antikörper-Komplex. Nach einem erneuten Waschschritt wird das gebundene Konjugat mit Hilfe einer Chemilumineszenz-Substratlösung sichtbar gemacht. Aufgrund einer chemischen Reaktion (Oxidation mit Hilfe einer Peroxidase) gelangen die Elektronen des Substrats in einen angeregten, unstabilen Zustand. Um wiederum Stabilität zu erreichen, wird Energie in Form von Licht abgegeben, das von einem Luminometer gemessen wird. Gemessen wird in Relative Light Unit (RLU). Durch die sogenannte „glow-type" – Lumineszenz wird diese Methode mit einer höheren Sensitivität assoziiert, da die Halbwertszeit des Lichtsignals lang ist.

Vorteil: Es können mit einem einzigen Test (Array) sehr viele Antikörper gelichzeitig bestimmt werden. Kurze Hands-On Zeit und weniger Fehler dank Vollautomatisierung.

Nachteil: Auch hier ist eine Quantifizierung der Antikörper nicht möglich.

Ausleitungstherapien und Entgiftung

Es gibt sehr viele verschiedene Meinungen zu Ausleitungstherapien und Entgiftungs-Methoden. Egal für welche Methode man sich entscheidet, es ist äußerst wichtig, zunächst dafür zu sorgen, dass der Körper entgiften kann. Es gibt verschiedene Möglichkeiten, um die Entgiftungsfähigkeit zu messen.

Es gibt zwei Entgiftungsphasen[65]:
*In der **Phase I** werden toxische Substanzen mittels verschiedener Cytochrom P450-Enzyme reduziert, hydrolysiert und oxidiert. Die Produkte der Phase I sind zumeist aggressiver als das primäre Toxin. Eine schnelle Entgiftung bzw. Ausscheidung in der Phase II ist deshalb sehr wichtig.*
*In der **Phase II** werden daher polare hydrophile Moleküle wie Glutathion, Acetat, Cystein, Sulfat, Glycin oder Glucuronat an die Metaboliten der Phase I angelagert, wodurch diese dann in wasserlöslicher Form für die biliäre bzw. renale Ausscheidung zur Verfügung stehen.*

Funktioniert eine der beiden Phasen nicht (das kann genetisch bedingt sein), ist eine Ausleitungstherapie zunächst kontraindiziert.

Es scheint auch die Möglichkeit zu bestehen, dass gewisse Gen-Schalter durch EBV bedient werden und deshalb eine Entgiftung nicht richtig funktioniert. Es ist deshalb immer besser, zunächst eine virale oder bakterielle Belastung zu therapieren, bevor man ein Ausleitung beginnt.

Messen kann man:
- Phase I
  - Cytochrom P450 (CYP450)-Enzyme
- Phase II
  - Glutathion-S-Transferasen (GST)
  - GST-M1, GST-T1 und GST- P1
  - mikrosomale Epoxidhydrolase (mEH)
  - N-Acetyltransferase 2 (NAT2)
  - Paraoxonase 1 (PON1)

65 https://www.imd-berlin.de/fachinformationen/diagnostikinformationen/genetik-der-entgiftung [Abgerufen: 05.11.2022]

- Superoxiddismutase 2 (SOD2)
- UDP-Glucuronosyltransferase 1A1 (UGT1A1)

In ihrer Praxis bevorzugt die Autorin einfache und sanfte Entgiftungsmethoden.

- Bewährt hat sich für die Organebene die Entgiftungstherapie von Phönix, wobei man beachten muss, dass im Lymphmittel Echinacea vorhanden ist, welches bei der Reaktivierung von Herpesviren nicht angewendet werden darf.
- Alpha-Liponsäure
- NDF® (geschützte Mischung aus: mikronisierter Yaeyama Chlorella, zertifiziertem Bio – Koriander, PolyFlor-Zellwandlysate von L. rhamnosus B. bifidum, L. acidophilus, B. infantis, B. longum, S. thermophilus, L. plantarum, L salivarius, L. reuteri, L. casei, L. bulgaricus, L. acidophilus)
- Schwermetallausleitung intra und extra von Life Light®

Impfausleitung

Um zu wissen, was geimpft wurde, müssen die Patienten ihren Impfausweis mitbringen. Für die richtige Ausleitung braucht man den Handelsnamen des Impfstoffs.

Zum Beispiel gibt es gegen Polio mehrere verschiedene Impfstoffe, Poloral, Polio trivalent und viele mehr. Manche wurden auch mit mehreren verschiedenen Impfstoffen geimpft. Für die Ausleitung bestellen wir ALLE Impfstoffe mit dem Handelsnamen in den folgenden Potenzen.

Pro Impfstoff bestellen wir bei einer Apotheke je 4 Gramm in folgenden Potenzen:

- C-30
- C-200
- K-1000
- K-10 000

Die Ausleitung beginnt mit der jüngsten Impfung.

Zuerst einmal 2 Globuli pro Woche C30, nächste Woche C200, dann K1000, zuletzt K10 000. Das macht man so lange, bis alle Impfungen durch sind; nach einem Monat Pause kann man den ganzen Zyklus nochmals wiederholen.

Einnahme jeweils mundnüchtern, d.h. 20 min vorher und nachher nichts trinken oder essen, die Globuli unter der Zunge zergehen lassen.

Nährstoffanalysen

Es ist sinnvoll, immer eine komplette Analyse aller Vitamine, Mineralien, Mikronährstoffe etc. zu veranlassen. Wenn möglich, sollten die Untersuchungen im Vollblut vorgenommen werden, nicht im Serum.

Vitamine
A, B_1, B_2, B_3, B_5, B_6, B_7, B_9, B_{10}, B_{12}, C, D, E, K_2, ß-Carotin

Elektrolyte
Elektrolyte sind Salze, Basen und Säuren, und sie helfen im menschlichen Körper bei der Regulierung der Nerven- und Muskelfunktion, beim Stoffwechsel sowie im Säure-Basen- und Wasserhaushalt. Elektrolyte können nicht vom Körper hergestellt werden und müssen daher über die tägliche Nahrung aufgenommen werden.

Calcium, Magnesium, Kalium

Spurenelemente
Chrom, Kupfer, Mangan, Selen, Zink, Eisen

Weitere mögliche Untersuchungen:
Coenzym Q10, Kreatin, α-Liponsäure, Lutein, Taurin, Carnitin

Aminosäuren: Alanin, Arginin, Asparagin, Citrullin, Cystein, Glutamin, Glycin, Histidin, Isoleucin, Leucin, Lysin, Methionin, Ornithin, Phenylalanin, Prolin, Serin, Threonin, Tryptophan, Tyrosin, Valin

Dosierung

Labo'Life-Produkte

Die meisten Produkte werden 1× täglich 1 Kapsel „mundnüchtern" verabreicht. Manche Produkte können im akuten Fall gesteigert werden bis zu 3 Kapseln täglich. So z. B. 2LALERG bei akuter Allergie: Mit der Einnahme von mehr als einer Kapsel wird nicht die Intensität gesteigert, sondern die Zeit wird verkürzt. Wenn 3 Therapieschritte an einem Tag genommen werden, geht die immunitäre Reaktion schneller voran.

BIGmed-Produkte

Bei den BIGmed-Produkten wird in der Regel empfohlen 1 Kapsel täglich von Montag bis Freitag zu nehmen. Auch hier gilt dasselbe Prinzip der Beschleunigung der Therapie, wenn 2 Kapseln täglich genommen werden, z. B. bei akuter Entzündung.

Dr. G. Glady in seinem Workshop:
„Im Rahmen von chronischen Krankheitsvorgängen, die eine mehr oder weniger lange Behandlungsdauer benötigen, wird meistens eine Dosierung von 3 Kapseln pro Woche vorgeschlagen. Diese Regel gilt selbstverständlich für alle FORMELN, die in einer gleichzeitigen Behandlung involviert sind (aber Sonntag ist Ruhetag). Selbstverständlich steht es jedem frei, die Dosierung je nach Bedarf kurzfristig zu ändern,

- *indem die Anzahl der täglichen Einnahmen erhöht*
- *oder umgekehrt reduziert oder*
- *sogar eingestellt wird.*

In allen Fällen geht es hauptsächlich darum, flexibel zu bleiben."

Noch ein wichtiger Hinweis zu BIGmed-Produkten: Hierbei handelt es sich um magistrale Zusammensetzungen, die nicht ohne Verordnung zu erhalten sind. Die Produkte ändern sich laufend in ihrer Zusammensetzung und werden der neuesten Forschung angepasst. Deshalb sind die Hinweise im Buch eventuell bereits überholt.

Therapieende

Die wichtigste Frage, die sich stellt, lautet: „Wann ist eine Therapie zu Ende?"

Die Autorin hat zum Thema Gesundheit eine Dissertation geschrieben.[66] Kein Mensch ist vollkommen gesund, von daher ist keine Therapie jemals beendet, es ist immer ein fortlaufender Prozess. Jedoch wird man an einen Punkt kommen, an dem man mit den noch bestehenden Symptomen ganz gut leben kann. Die MIT endet meist da, wo der Patient sagt: „Ich glaube, es ist gut", was evtl. auch das Laborresultat bestätigt.

Kombination von verschiedenen Produkten

Grundsätzlich kann man alle Mittel kombinieren, nur nicht entgegengesetzte, dazu braucht es aber einfach nur Verständnis, das wir voraussetzen können: Entweder Allergie oder Entzündung. Alles anderen Genannten haben keine Interferenzen.

Diese Informationen werden in Seminaren gelehrt. Die Therapien müssen im Kontext einer Diagnostik im einzelnen Fall bestimmt werden. Dauerhaft ist z. B. 2LALERG, muss abgesetzt werden bei einem akuten Infekt, der mit 2LINFLAM behandelt wird. Man kann immer mitten im Blister abbrechen und dann dort weitermachen.

Als Faustregel kann man sagen:
TH2-(allergie)senkende Mittel wie 2LALERG sollten nicht gleichzeitig mit TH1-(entzündungs)senkenden Mitteln gegeben werden:

- 2LARTH
- 2L INFLAM
- 2LOSTEO-N
- 2LMIREG

66 Der Begriff der Gesundheit – Die Schwierigkeit einer Definition zwischen Wahrnehmung und Messung. Zwei-Wölfe Verlag 2014. ISBN 978-3906279008

Adressen

Referenz-Labore

MVZ Labor Dr. Reising-Ackermann und Kollegen
Strümpellstraße 40
D–04289 Leipzig
Tel. +49 (0) 341–656 51 00
www.labor-leipzig.de
E-Mail: info@labor-leipzig.de

LADR GmbH Labormedizinisches Versorgungszentrum Baden-Baden
Herr Dr. Schüssler
Lange Strasse 65
D–76530 Baden-Baden
Tel. +49 (0) 7221–211 70
Fax +49 (0) 7221–211 777
www.ladr.de
E-Mail: baden-baden@ladr.de

Lab4more
Herr Dipl. Biol. Wolfgang Mayer
Augustenstr. 10
D–80333 München
Tel. Kundenservice: +49 (0) 89–543 21 70
www.lab4more.de
E-Mail: info@lab4more.de

Medizinisch-Diagnostisches Labor Dr. Dostal
Dr. med. Elisabeth Dostal
Saarplatz 9
A–1190 Wien
Tel. +43 (0) 1–368 34 48
Fax +43 (0) 1-369 12 69
www.labor-dostal.at
E-Mail: office@labor-dostal.at

Labor Viollier AG
Spalenring 145/147 Postfach
CH–4002 Basel
Tel. +41 (0) 61–486 11 11
Fax +41 (0) 61–482 00 30
www.viollier.ch
E-Mail: contact@viollier.ch

Bezugsquellen Mikroimmuntherapie, BIGmed, Einzelmittel und HLA-SMM

Apotheke zur Kaiserkrone
Mariahilfer Strase 110
A–1070 Wien
Österreich

Metatron Apotheke
Oswaldgasse 65
A–1120 Wien
Österreich

Bella Donna Apotheke
Linzer Strase 383
A–1140 Wien
Österreich

Klösterl-Apotheke
Färbergraben 12 Rgb.
80331 München
Deutschland

Hildegard-Apotheke (Pharmacie)
rue Auguste De Boeckstraat 45
1140 Evere Brüssel
Belgien

Bezug der Präparate von Labo'Life

EU

Die Produkte von Labo'Life sind in allen Apotheken innerhalb der EU in fast allen Ländern ohne Rezept erhältlich.

Schweiz

In der Schweiz sind die Produkte nicht Swissmedic registriert. Mit einem ärztlichen Rezept können Apotheken und selbstdispensierende Ärzte bestellen bei

Galexis AG
Industriestrasse 2, Postfach, 4704 Niederbipp
Tel. +41 (0) 58–851 71 11
Fax +41 (0) 58–851 71 14

Patienten können in der Schweiz mit einem ärztlichen Rezept in jede Apotheke gehen.

Heilpraktiker brauchen einen Nachweis, dass sie Medikamente in der Praxis abgeben dürfen.

Wenn die rechtlichen Bestimmungen erfüllt sind (das muss jeweils von Fall zu Fall abgeklärt werden), können Heilpraktiker in der Schweiz ihren Patienten eine Verordnung ausstellen, mit der die Patienten bei der SiRu-Apotheke bestellen können.

SiRu-Apotheke – SiRu-Pharmacy
Silvia Laux – Dr. Rudolf Schittenhelm
Dorf 13
CH–9053 Teufen
Tel. +41 (0) 71–57 11 181
info@siru-apotheke.com

Aus- und Weiterbildung Mikroimmuntherapie

MEGEMIT – Medizinische Gesellschaft für Mikroimmuntherapie
SPACES/Gertrude-Fröhlich-Sandner-Str. 2, Tower 9
A–1100 Wien
Tel. +43 (0) 1–930 27 30 40
E-Mail: info@megemit.org

Naturheilkunde-Akademie.com
Dr. phil. I Corinne Isabel Heitz
Kronenstraße 745
CH–9427 Wolfhalden
E-Mail: kurse@naturheilkunde-akademie.com

Über die Autorin

- Dr. phil. I Corinne I. Heitz 1956 geboren in Zürich
- 1975 Freies Gymnasium in Zürich, Matura
- 1981 Abschluss Master (lic. phil. I) der Geisteswissenschaften, Universität Zürich
- 1983 fast ein Jahr Reise per Motorrad durch Indien
- seit 1987 selbstständig in Deutschland in EDV und Konzeption, freie Mitarbeiterin für Generaldirektion der Schweizerischen Bankgesellschaft
- ab 1992 Heilpraktikerausbildung
- 1995 Prüfung zur kantonal approbierten Heilpraktikerin/Naturärztin des Kantons Appenzell Ausserrhoden (CH)
- 1996 Staatliche Überprüfung zur Heilpraktikerin in Tübingen (D)
- Mai 1996–April 1997 eigene Praxis in Deutschland
- 1996–97 Ausbildung in Chiropraktik nach Dr. Ackermann, Stockholm
- seit Mai 1997 bis heute Serafin Naturheilpraxis AG in der Schweiz in 9427 Wolfhalden
- 2000 Vortrage über komplementäre Krebstherapien, ganzheitliche Modelle in Theorie und Praxis, Cusanus Akademie, Brixen/Bressanone Italien
- 2001 Diplom in Computer-Regulations-Thermographie IMAT
- 2001 Vortrag über Brustkrebs, Cusanus Akademie, Brixen/Bressanone Italien
- 2001 Ernährungs- und Vitalstofflehre, IEG Richterswil
- 2001 Weiterbildung auf dem Gebiet der Phytotherapie, insbesondere „hormonelle Substitution", Gesundheitszentrum GmbH, D–Markdorf
- 2001 – 2002 Westliche Phytotherapie, HJS-Education
- 2002 Diplomlehrgang in Homotoxikologie (Homotoxikologische Gesellschaft D–Baden-Baden und Albuquerque, NM, USA)
- ab 2002 Lehrgange in „Mikroimmuntherapie" (DeGeMIT/Deutsche Gesellschaft für Mikroimmuntherapie, D–Freiburg)
- 2003 eigene Kurse in Computer-Regulations-Thermographie
- ab 2006 bis 2013 Präsidentin der „Schweizerischen Vereinigung für Mikroimmuntherapie" und Kursleiterin Weiterbildung Mikroimmuntherapie (Schweiz)
- 2011 Publikation des Fachbuches „Mikroimmuntherapie, Diagnostik und Therapie immunologischer Erkrankungen", Foitzick Verlag (heute: ML-Verlag), Augsburg 2011
- 2012 Promotion, Universität Zürich philosophische Fakultät I zum Dr. phil. I mit der Dissertation „Der Begriff der Gesundheit" (interdisziplinare Arbeit in Philosophie und Medizin)
- 2012 Gründung eines eigenen Verlages Zwei-Wölfe Verlag GmbH

- 2015 Publikation: Die Schilddrüse, Diagnostik und alternativmedizinische Therapie von Schilddrüsenerkrankungen
- 2021 Publikation der 3. Auflage „Mikroimmuntherapie, Diagnostik und Therapie immunologischer Erkrankungen"
- 2017 Ressortleitung und Redaktion „Gesundheit und Krankheiten" bei einem Gesundheits-Online-Portal (das Projekt wurde aufgegeben)
- 2018 Gründung der https://Naturheilkunde-Akademie.com
- WELL-AGING, SALUTOGENESE UND MIKROIMMUNTHERAPIE Kolloquium der Plattform Mikroimmuntherapie Lochau am Bodensee 14.–16. September 2018 Vortrag über Stress
- 2019 Präsenzseminare in Heiden AR Juli und Oktober
- Oktober 2019 Weiterbildung am BIGmed-Kongress in A-Krems
- November 2019 Vortrag „Begriff der Gesundheit" beim Salutogenese Kongress der GAMED in Wien
- Seit Januar 2020 diverse Online-Seminare bei Naturheilkunde-Akademie.com
- 2021 laufende Fortbildungsseminare BIGMed bei Dr. Gilbert Glady
- 25.–26. September 2021 GAMED Wien Ganzheitsmedizinischer Kongress 2021 „Covid-19 – Therapie, Prävention und Nachsorge"
- Dezember 2021 3. Auflage Buch Mikroimmuntherapie
- 2.–4. Juni 2022. 2nd International Congress of Micro-Immunotherapy
- diverse Fachartikel und Vorträge im Rahmen der beruflichen Tätigkeit
- Sprachen: Deutsch, Italienisch, Französisch, Englisch

Bibliographie

- Der Begriff der Gesundheit. Zwei-Wölfe Verlag 2014
  ISBN 978-3906279008
- Die Schilddrüse-Funktion, Erkrankungen, Diagnostik und alternativ-medizinische Therapie. Zwei-Wölfe Verlag 2015 ISBN 978-3906279015
- Mikroimmuntherapie – Diagnostik und Therapie immunologischer Erkrankungen.
  3. Auflage ML Verlag 2021, ISBN 978-3-96474-503-3

Stichwortverzeichnis

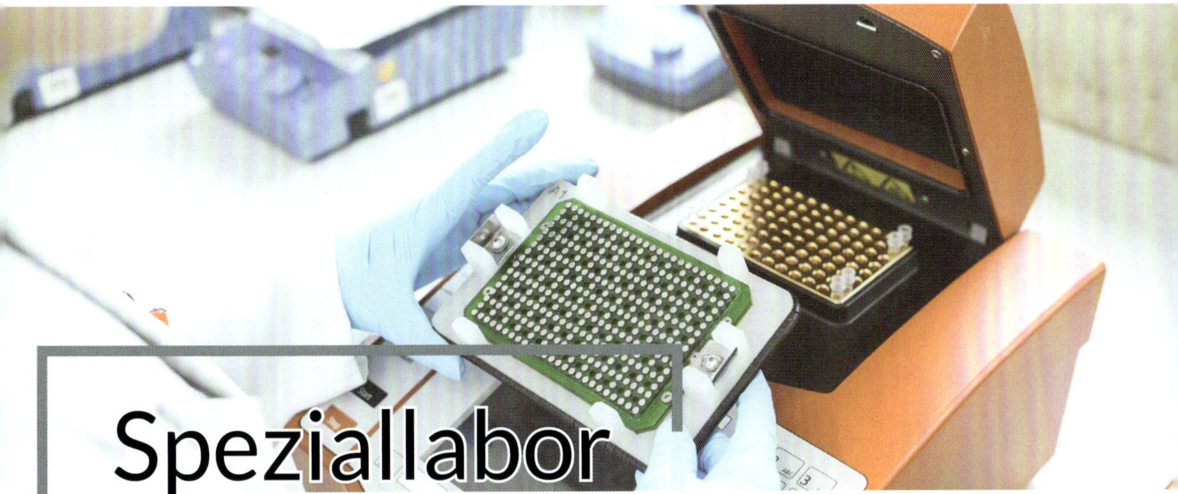

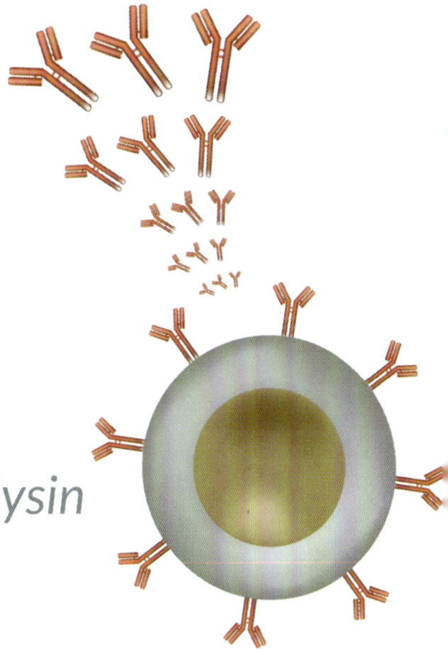